U0877767

一部伤寒医天下

伤寒论考证新解

申洪砚　著

中医古籍出版社
Publishing House of Ancient Chinese Medical Books

图书在版编目（CIP）数据

伤寒论考证新解 / 申洪砚著 . -- 北京 : 中医古籍出版社 , 2025. 10. -- ISBN 978-7-5152-3056-6

Ⅰ. R222.29

中国国家版本馆 CIP 数据核字第 2025JQ1261 号

伤寒论考证新解

申洪砚　著

策　　划　李　淳

责任编辑　吴　頔

封面设计　艺点锦秀

出版发行　中医古籍出版社

社　　址　北京市东城区东直门内南小街 16 号（100700）

电　　话　010-64089446（总编室）010-64002949（发行部）

网　　址　www.zhongyiguji.com.cn

印　　刷　北京市泰锐印刷有限责任公司

开　　本　880mm×1230mm　1/32

印　　张　10.25

字　　数　170 千字

版　　次　2025 年 10 月第 1 版　2025 年 10 月第 1 次印刷

书　　号　ISBN 978-7-5152-3056-6

定　　价　68.00 元

【前言】

“伤寒”是一个古老的病名。《素问·热论》:“伤寒一日，巨阳受之，故头项痛腰脊强。二日阳明受之，阳明主肉，其脉侠鼻络于目，故身热目疼而鼻干不得卧也。”公元440年左右之《小品方》自序:“《张仲景辨伤寒并方》有九卷。”彼时已出现了治疗伤寒病的专论专方书籍（但这并不是《伤寒论》或其前身)。伤寒学说的初具规模，在南北朝时期。南朝阮孝绪《七录》中收载有:《张仲景辨伤寒》十卷,《徐文伯辨伤寒》一卷,《疗伤寒身验方》一卷,《伤寒总论》二卷，当时治疗伤寒病的流行方，已有二十多首。南朝陶弘景在《肘后方·卷二》中说:“凡治伤寒方甚多，其有诸麻黄、葛根、桂枝、柴胡、青龙、白虎、四顺、四逆二十余方，并是至要者。”伤寒病自古就有广义和狭义之分。公元610年成书之《诸病源候论》，把痢疾、哮喘、黄疸、狐惑、登豆疮、疟疾、霍乱等多种病候，视为伤寒病证的一部分。公元652年成书之《备急千金要方》，把水肿、阴阳毒、百合病、黄疸、疟疾、溪毒等多种病证，归属于伤寒病的范畴。公元682年成书之《千金翼方》，将广义伤寒范围缩小，疟疾、百合病、狐惑病、阴阳毒等病证已不在其范围之内。但《外台秘要》收载之原始本《伤寒论》，百合病、狐惑病、黄汗病、黄疸病、疟疾、寒疝、痰饮、哮喘、肺痿、肺痈、胸痹、风湿、风水等病证，仍归属于伤寒病之范畴。例如《外台秘要·卷二》引《伤寒论》百合知母汤："张仲景《伤寒论》疗百合病，诸药不能疗，若得药则剧而吐痢，如有神灵所加也。身体仍和，脉微数，每尿时辄头痛，六十日乃愈；尿时头不痛，淅淅然者，四十日愈；尿时快然，但头眩者，二十日愈……百合知母汤主之。""张仲景《伤寒论》：狐惑之病，其气如伤寒，嘿嘿但欲卧，目瞑不得眠，起卧不安，蚀于喉咽者为惑，蚀于阴者为狐……蚀于上部，泻心汤主之；蚀于下部，苦参汤淹洗之，蚀于肛者，雄黄熏之。"《伤寒论》受到官方的重视，首见于《唐会要》的记载。《唐会要·卷八十二》："乾元元年（758）二月五日制，自今以后，有以医术入仕者，同明经例处分，至三年（761）正月十日，右金吾长史王淑奏：医术请同明法选人，自今以后，各试医经方术策十道，《本草》二道，《脉经》二道，《素问》十道，张仲景《伤寒论》二道，诸杂经方义二道。通七以上留，以下放。”而739年之《唐六典》记载针生业成之试题中，尚无《伤寒论》试题，而只有“《素问》四条，《黄帝针经》《明堂》《脉诀》各二条”。由于《伤寒论》一书具有辨证精辟、临床实用性强、效果良好等特点，所以自其问世以来，备受历代医家的重视，成了中医最重要的经典著作之一。宋代朱肱把《伤寒论》叫作“活人书”，这无疑是对其临床效果的肯定。《医林列传》说该书是“古今治伤寒者，未有能出其外者也。其书为诸方之祖”。历代相关《伤寒论》的书籍，已达两千多种，足见《伤寒论》在中医界的基础性、重要性及权威性。古人云：“半部论语治天下。”对于医界来说，可谓是“一部伤寒医天下”。现代对于《伤寒论》的学习、研究、发展和创新，更是达到了一个史无前例的高峰。《伤寒论》中的方剂，被广泛地应用到临床各科，取得了较好的疗效。笔者将自己学习《伤寒论》的心得体会、独特见解以及相关的考证资料，汇集成册，按《伤寒论》条文的顺序，附于相关条文之下。条文序号采用成都中医学院（现成都中医药大学）主编的《伤寒论释义》之序号，括号内为宋本《伤寒论》条文号。本书考证、新解四百余处，书末附有《伤寒论成书于唐代之考证》及《伤寒论》397条原文。一斑之见，谨供同道及读者参考，恭候赐教。

申洪砚

2025年5月

【目录】

辨太阳病脉证并治上

1. 太阳之为病，脉浮，头项强痛而恶寒。

头项强痛 强（jiàng）痛，疼痛之义。强，在此并无肌肉拘急、牵强之义。一是与临床实际不符。外感发热，最常见的是头痛之症，而肌肉痉挛拘急，实属少见之症；二是“强”字，古也有“痛”义。《广雅·释诂》：“惮，强也。”“怛，痛也。”怛、惮、弹古通。

清·程应旄《伤寒论后条辨直解·卷四·辨太阳病脉证篇第一》解此条：“太阳之见证，莫确于头痛恶寒，故首揭之。”陆渊雷《伤寒论今释·卷二·辨太阳病脉证并治中》：“葛根汤为发热、头痛、脉浮、无汗之方，应用最广。”二家均直语头痛而不解项强。

《千金翼方·卷十·厥阴病状第三》：“伤寒先厥发热，下利必自止。而反汗出，咽中强痛。”咽中怎么会“强痛”呢？此“强痛”，疑是古人当时之俗语或方言，仅为“疼痛”之义，而不指咽喉痉挛。倘若咽喉痉挛，必致呼吸困难，绝非仅咽部疼痛之表现了。《金匮玉函经》《宋本伤寒论》此条之“强痛”作“痛者”，可为佐证，“强痛”只是“疼痛”之义。又《伤寒论》147（142）条“太阳与少阳并病，头项强痛”之“头项强痛”，《千金翼方·太阳病状》中径直作“头痛”。可知孙思邈之“头痛”与篇中他处之“头项强痛”，本为互文，其义相同。

3. 太阳病，或已发热，或未发热，必恶寒，体痛，呕逆，脉阴阳俱紧者，名为伤寒。

阴阳 脉之浮沉。柯琴《伤寒来苏集·太阳证脉》:“阴阳指浮沉而言，不专指尺寸也。”钱潢《伤寒溯源集·卷一》:“谓之阳者，邪气在表之脉也，谓浮候也；谓之阴者，邪气在里之脉，谓之沉候也。”

6. 太阳病，发热而渴，不恶寒者，为温病。若发汗已，身灼热者，名风温。风温为病，脉阴阳俱浮，自汗出，身重，多眠睡，鼻息必鼾，语言难出。若被下者，小便不利，直视失溲；若被火者，微发黄色，剧则如惊痫，时瘛疭，若火熏之。一逆尚引日，再逆促命期。

脉阴阳俱浮 寸关尺三部脉均浮。钱潢《伤寒溯源集·卷五》:“此所谓阴阳脉俱浮，则以寸口为阳，尺中为阴，即关前为阳，关后为阴之法也。”

被火 用火治病之法。如火熏、烧瓦熨、艾灸、温针等。

引 “延长”义。清·钱铎《方言·卷十二》中“引也”，笺疏："引之言延也。"

促 "加速"义。南朝·顾野王《玉篇·人部》："促，速也。"

7. 病有发热恶寒者，发于阳也；无热恶寒者，发于阴也。发于阳，七日愈；发于阴，六日愈。以阳数七，阴数六故也。

发 "始"义。清·孔广森《大戴礼记·礼三本》中"发齐"，注："发，始也。"

9. 太阳病，欲解时，从巳至未上。

上 "前"义。清·王引之《经义述闻·诗·两服上襄》："古者'上'与'前'同义。"

10. 风家，表解而不了了者，十二日愈。

不了了 了，清楚之意。不了了，精神不清爽、身体不舒适。西汉·杨雄《方言·卷二》："了，快也。秦曰了。"南朝·顾野王《玉篇·了部》："了，慧也。"

12. 太阳中风，阳浮而阴弱，阳浮者热自发，阴弱者

汗自出，啬啬恶寒，淅淅恶风，翕翕发热，鼻鸣干呕者，桂枝汤主之。

翕翕发热 犹如“烘烘发热”之义，形容热盛之状。《方言·卷十二》：“翕，炽也。”《广韵·缉韵》：“翕，盛貌。”明·陶华《伤寒明理续论·发热》：“夫翕翕然发热者，表热也。”

鼻鸣 呼气不畅时鼻子发出的吭哧之声。

干呕 呕，在此处不当作“呕吐”之“呕”义解。呕为阳明之证，此论太阳之主证。且临床外感发热之证，最常见的是肺系咳嗽之症，而不是脾胃系呕吐之症。

呕，在此处是一个象声词，指咳时发出的声音。“呕”与“峈（kè）”“咯（kǎ）”“喀（kā）”“嵱（kā）”并通。李富孙《春秋左传异文释·卷二十》：“哀二年传：吾伏弢呕血。《晋语》作峈血。”《正字通·血部》：“嵱，俗峈字。”徐中舒主编《汉语大字典·口部》：“峈，同喀。象声词，多用来形容咳嗽或喀东西的声音。清·纪昀《阅微草堂笔记·滦阳消夏录》：咯喀痨嗽仍不止。”

另外，“咳逆”与“呕哕”之症，古时甚至有混淆之处。宋·林亿《新校备急千金要方例》：“凡古今病名，率多不同……咳逆者，哕逆之名。”明·徐春甫《古今医统大全·卷二十七·咳逆门》：“咳逆乃干咳之渐进，无痰有声，连连不绝。其气自丹田而上逆，上出于咽喉，如有所击逆而然也。”

故此处干呕，即干咳之义。

桂枝汤方

桂枝三两（去皮） 芍药三两 甘草二两（炙） 生姜三两（切） 大枣十二枚（擘）

上五味，㕮咀三味，以水七升，微火煮取三升，去滓，适寒温，服一升。服已须臾，歠热稀粥一升余，以助药力。温覆令一时许，遍身漐漐微似有汗者益佳，不可令如水流漓，病必不除。若一服汗出病差，停后服，不必尽剂。若不汗，更服依前法。又不汗，后服小促其间，半日许，令三服尽。若病重者，一日一夜服，周时观之。服一剂尽，病证犹在者，更作服。若汗不出，乃服至二三剂。禁生冷、粘滑、肉面、五辛、酒酪，臭恶等物。

桂枝汤 《医宗金鉴·订正仲景全书·伤寒论注·太阳上》：“名曰桂枝汤者，君以桂枝也。”

《外台秘要·卷一》：桂枝汤，仲景《伤寒论》疗伤寒不大便六七日，头痛有热，与承气汤，其人小便反清者，知不在里，仍在表也，当须发汗。若头痛者，必衄血，宜桂枝汤。注：士弱氏曰：药非衄后用，乃当汗时用，则不衄矣。先未汗，故衄耳。

桂枝、芍药各三两，甘草二两（炙），生姜三两，大枣十二枚（擘）。上五味，切，以水七升，煮取三升，去滓，温服一升。须臾，吃稀粥一升助药力，覆取微汗。忌生葱、海藻、菘菜。注:《集验》《备急》《文仲》《范汪》同。仲景《伤寒论》，此方六七日，病在表者，可服之。

《外台秘要·卷二》：张仲景《伤寒论》桂枝汤，疗太阳中风，阳浮阴弱。阳浮者热自发，阴弱者汗自出。啬啬恶寒，淅淅恶风，翕翕发热，鼻鸣干呕方。

桂枝、芍药、生姜各三两，甘草二两（炙），大枣十二枚（擘）。上五味，切姜，擘枣，次切余药。以水七升，煮枣令烂，去滓，乃纳诸药。水少者益之。煮令微微沸，得三升。去滓，服一升，日三。小儿以意减之。初一服便得汗出者，后服小小阔其间。如不得汗，小小促之，令其药势相及。汗出自护，如服六物青散法。若病重者，昼夜服。特须避风。若服一剂，晬时不解，病证不变者，当更服之。至有不肯汗出，服二三剂乃愈。服此药食顷，亦当饮热粥以助药力。若初得病甚，便以火发汗，火气太过，汗出不解，烦躁不得寐，因此汤加龙骨、牡蛎各三两，减桂心、生姜各一两，不用芍药；若虚劳里急，腹中痛者，取前桂枝汤二升，加胶饴一升，适寒温，分再服；若得大汗出者，只用桂枝二两。发汗后重发汗，亡阳谵语，其脉反和者不死。发汗已解，半日许重发烦，其脉浮数，可复发汗，宜桂枝汤方。忌海藻、生葱、菘菜。注:《千金》《胡洽》《集验》《文仲》《备急》《范汪》同。

《辅行诀脏腑用药法要》：小阳旦汤。治天行，发热，自汗出而恶风，鼻鸣干呕者。桂枝三两，芍药三两，生姜二两

（切），甘草二两（炙），大枣十二枚。上方，以水七升，煮取三升，温服一升。服已，即啜热粥饭一器，以助药力。稍令汗出，不可大汗流漓，汗之则病不除也。若不汗出，可随服之，取瘥止。日三服。若加饴一升，为正阳旦汤。

唐·敦煌卷子：桂枝汤方，主热盛。

桂心三两，去皮，白芍药三两，生，布拭去土，生姜五两，去皮，长切，甘草二两（忌芜荑，去生口），大枣肥者十二枚，完用。五物以水七升，煮取三升，去滓，分三服。得微似汗者，余不须服。服汤三服俱尽，如一食顷不似汗者，吸歠热白粥一碗，动令微汗。汗竟，满七日禁生冷、一切杂食。

《千金方·卷五》：桂枝汤，大枣四枚，无“擘”字；《千金方·卷九》桂枝汤大枣十二枚，无“擘”字。

两 据丘光明等《中国科学技术史·度量衡卷》，西汉13号铁权，一两折15.68克，一斤折251克；柯雪帆推算东汉一两为15.625克。汉代一升及唐代小制单位之一升，均约200毫升。唐代药用小制，一两为13.8～14克，一斤为221～224克。

㕮咀（fǔ jǔ） 梁·陶弘景《本草经集注·卷一·序录》：“凡汤酒膏药，旧方皆云㕮咀者，谓秤毕捣之如大豆者。又使吹去细末。此于事殊不允当。药有易碎、多末、少末，秤两则不复均平。今细切之，较略令如㕮咀者，乃得无末，而又粒片调和。”宋·任渊《陈师道〈和黄预感秋〉》中“㕮咀”，注：“㕮咀，细切之义。”唐·释玄应《玄应音义·卷十一》中“㕮咀”，注：“㕮咀，拍碎也。”《玄应音义·卷七》注：“㕮咀，谓以物拍碎也。”

须臾（yú） 唐·李善《文选·班彪〈北征赋〉》中“须臾”，注：“须臾，少时也。”

歠（chuò） 三国·魏·张辑《广雅·释诂》：“啜，食也。”柳宗元《寿州安丰县孝门铭并序》：“已不能啖啜。”明·蒋之翘辑注：“啜与歠同。”

漐漐（zhé zhé） 杨绍伊《伤寒论钩考·卷二·病可发汗证第八》：“漐漐，微汗潮湿之状。漐，《集韵·缉韵》漐，汗出貌。”

周时 中国中医研究院《伤寒论语译·辨太阳病脉证并治上》：“周时：一天一夜二十四小时。”

粘滑、五辛、酒酪、臭恶 柯雪帆《伤寒论选读·辨太阳病脉证并治上·第二节·桂枝汤证》：“粘滑：粘，谷类含胶性者。滑，菠菜、莴苣之类。《本草纲目》菜部有柔滑类。”

明·李时珍《本草纲目·卷二十六·菜部·蒜》：“蒜乃五荤之一。五荤即五辛，为其辛臭昏神伐性也。炼形家以小蒜、大蒜、韭、芸苔、胡荽（香菜）为五荤；道家以韭、薤、蒜、芸苔、胡荽（香菜）为五荤；佛家以大蒜、小蒜、兴渠、慈葱、茖葱为五荤。兴渠即阿魏也。虽各不同，然皆辛熏之物。”

成都中医学院《伤寒论释义·辨太阳病脉证并治上》：“酪（lào）：动物乳类。”

五代宋初·徐锴《说文·艸部》系传：“蒜，辛臭之名也。”

清·王筠《说文·艸部》句读："荤，谓气臭酷烈之菜也。"

唐·孙思邈《备急千金要方·卷一·服饵第八》："凡服药，皆断生冷醋滑，猪犬鸡鱼油面蒜及果实等。其大补丸散，切忌陈臭宿滞之物，有空青忌食生血物，天门冬忌鲤鱼，白术忌桃李及雀肉葫荽大蒜青鱼等物，地黄忌芜荑，甘草忌菘菜海藻，细辛忌生菜，菟丝子忌兔肉。"

桂枝汤方源考略

《外台秘要·卷二》引《伤寒论》桂枝汤：疗太阳中风，阳浮阴弱。阳浮者热自发，阴弱者汗自出，啬啬恶寒，淅淅恶风，翕翕发热，鼻鸣干呕方。

桂枝汤方

桂枝　芍药　生姜各三两　甘草二两（炙）　大枣十二枚（擘）

上五味，切姜，擘枣，次切余药。以水七升，煮枣令烂，去滓，乃内诸药。水少者益之。煮令微微沸，得三升。去滓，服一升，日三。小儿以意减之。初一服便得汗出者，后服小小阔其间。如不得汗者，小小促之，令其药势相及。汗出自护，如服六物青散法。若病重者，昼夜服。特须避风。若服一剂，晬时不解，病证不变者，当更服之。至有不肯汗出，服二三剂乃愈。服此药食顷，亦当饮热粥以助药力。若初得病甚，便以火发汗，火气太过，汗出不解，烦躁不得寐，因此汤加龙骨、牡蛎各三两，减桂心、生姜各一两，不用芍药；若虚劳里急、腹中痛者，取前桂枝汤二升，加胶饴一升，适寒温，分再服；若得大汗出者，只用桂枝二两。发汗后重发汗，亡阳谵语，其脉反和者不死。发汗已解，半日许重发烦，其脉浮数，可复发汗，宜桂枝汤方。忌海藻、生葱、菘菜等。注:《千金》《胡洽》《集验》《文仲》《备急》《范汪》同。

《外台秘要·卷十四》引《深师方》桂枝汤：疗中风汗出，干呕，桂枝汤方。

桂枝汤方

桂心　甘草（炙）各三两　大枣十二枚（擘）

上三味，切，以水五升，煮取二升半，分三服。一方用生姜五两。忌生葱、海藻、菘菜。

又桂枝汤，疗中风，身体疼烦，恶寒而自汗出，头强痛急方。

桂枝汤方

桂心五两　生姜八两　甘草二两（炙）　葛根八两　芍药三两　大枣十二枚

上六味，切，以水七升，煮取二升半，服八合，日三。温覆取汗，陆伯庸用，良。忌生葱、海藻、菘菜。注：人玉曰：此仲景桂枝加葛根汤方也。今云头强痛急，当作项强痛急才是。

《外台秘要·卷三十六》引《千金方》：疗少小中风，脉浮发热，自汗出，项强，鼻鸣干呕方。

甘草（炙）　芍药　桂心　生姜各一两　大枣四枚

上五味，切，以水三升，煮取一升，去滓，分温三服。忌如常法。注：此张仲景桂枝汤，但剂分小尔。

《辅行诀脏腑用药法要》：小阳旦汤。治天行，发热，自汗出而恶风，鼻鸣干呕者。

桂枝三两　芍药三两　生姜二两（切）　甘草（炙）二两　大枣十二枚

上方，水七升，煮取三升，温服一升。服已，即啜热粥饭一器，以助药力，稍令汗出，不可大汗流漓，汗之则病不除也。若不汗出，可随服之，取瘥止。日三服。若加饴一升，则为正阳旦汤。

敦煌卷子本《亡名氏脉经第二种》：桂枝汤，主热盛。

桂枝汤方

桂心三两（去皮）　白芍药三两（生，布拭去土）　生姜五两（去皮，长切）　甘草二两（忌芜荑）　大枣肥者十二枚（完用）

五物，以水七升，煮取三升，去滓，分三服。若一得微似汗者，余不须服。服汤三服俱尽，如一食顷不似汗者，吸啜热白粥一碗，动令微汗，汗竟，满七日，禁生冷、一切杂食。

《备急千金要方·卷九》：桂枝汤治中风，其脉阳浮而阴弱，阳浮者热自发，弱者汗自出，啬啬恶风，淅淅恶寒，翕翕发热，鼻鸣干呕方。

桂枝汤方

桂枝　芍药　生姜各三两　甘草二两　大枣十二枚

上五味，㕮咀三物，切姜擘枣，以水七升，煮枣令烂，去滓，乃内诸药。水少者益之。煮令微沸，得三升。去滓，服一升，日三。小儿以意减之。初服少多，便得汗出者，小阔其间；不得汗者，小促其间。令药势相及，汗出，自护如法，特须避风。病若重，宜夜服。若服一剂不解，疾证不变者，当复服之。至有不肯汗出，服两三剂乃愈。服此药食顷，饮热粥以助药力。

《千金翼方·卷十》桂枝汤：下利腹满，身体疼痛，先温其里，乃攻其表，温里宜四逆汤，攻表宜桂枝汤。

桂枝汤方

桂枝　芍药　生姜（切）各二两　甘草二两（炙）　大枣十二枚（擘）

上五味，㕮咀三味，以水七升，微火煮取三升，去滓。温服一升，须臾，饮热粥一升余。以助药力。温覆令汗出一时许益善。若不汗，再服如前，复不汗，后小促其间，令半日许三服。病重者，一日一夜乃差。当晬时观之。服一剂汤，病证犹在，当复作服之。至有不汗出，当服三剂乃解。

《金匮玉函经·卷四》桂枝汤：下利腹胀满，身体疼痛，先温其里，乃攻其表，温里宜四逆汤，攻表宜桂枝汤。

桂枝汤方

桂枝三两　芍药三两　甘草二两（炙）　生姜三两（切）大枣十二枚（擘）

上五味，㕮咀三物，水七升，微火煮取三升，去滓，温服一升。须臾，饮热粥一升余，以助药力。温覆令汗出一时许益佳。若不汗，再服如前。又不汗，后服当小促其间，令半日许三服尽。病重者，一日一夜服。若汗不出者，服之二三剂乃解。

《脉经·卷八·平呕哕下利脉证第十四》：下利腹胀满，身体疼痛，先温其里，乃攻其表。《脉经·卷七·病可发汗证第二》：下利后，身体疼痛，清便自调，急当救表，宜桂枝汤。桂枝汤，据《外台秘要·卷二》引此方注，方源当始于《范汪方》，但此方之治证，却源于《金匮玉函经》。因为此方治证中，《千金翼方》之“腹满”，《金匮玉函经》增益为“腹胀满”。

14. 太阳病，项背强几几，反汗出恶风者，桂枝加葛根汤主之。

项背强（jiàng）**几几**（shū shū） 项背强，即项背痛之义。成无己《注解伤寒论》：“动则伸颈，摇身而行。项背强者，动则如之。”此“强”，本质上是“痛”。项背痛不能正常运动，动则痛甚，只能“伸颈、摇身而行”。知此所谓“强”，不动不能显示，动才能表现出来。而“痛”才是其本质上的含义。项背动与不动，均有“疼痛”之表现。

《素问·刺腰痛》：“腰痛夹脊而痛至头，几几然。”此“几几”形容的是痛状，而没有所谓“强”（肌肉拘急僵硬）的症状。《广雅·释训》：“几几，盛也。”《外台秘要·卷十四》引

《深师方》桂枝汤，疗中风身体烦疼，恶寒而自汗出，头强痛急，“强痛”互文同义，即“疼痛”之义。

《素问·脉解》:“太阳所谓肿腰椎痛者，正月太阳寅。寅，太阳也。正月阳气出在上而阴气盛，阳未得自次也，故肿腰椎痛……所谓强上引背者，阳气大上而争，故强上也。”此“强上”，即“痛上”之义。因阳气上盛，所以原腰椎之疼痛向腰上之部位发展，所以说“痛上”。

反 “而”义。陆渊雷《伤寒论今释·卷一·太阳脉证并治上》:“或云‘反’字系‘而’字之误。”白云阁藏本《伤寒杂病论》、周岐隐《伤寒汲古》中均作“及”。《孟子·尽心上》中“不及”，焦循正义:“及，犹如也。”裴学海《古书虚字集释·卷七》:“如犹而也。”《文选·范晔〈逸民传论〉》中“不及”，旧校:“五臣本‘及’作‘反’”。是古书每有“反”“及”之误。此证仍属桂枝汤证，只是项背痛较重，理应头痛也较重。葛根为治头项疼痛之良药，故于桂枝汤中加葛根。《千金翼方·卷九》径直作“桂枝汤主之”。

桂枝加葛根汤方

葛根四两　麻黄三两（去节）　芍药二两　生姜三两（切）　甘草二两（炙）　大枣十二枚（擘）　桂枝二两（去皮）

上七味，以水一斗，先煮麻黄、葛根，减二升，去上沫，内诸药，煮取三升，去滓。温服一升。覆取微似汗，不须啜粥。余如桂枝法将息及禁忌。

将息 调理、斟酌、加减等多种含义。

15. 太阳病，下之后，其气上冲者，可与桂枝汤。方用前法。若不上冲者，不得与之。

其气上冲 冲，与“中”同义。《老子·四章》中，河上公注：“冲，中也。”其气上冲，即其气上中之义。亦即邪气在上在表，邪气上攻胸部、咽部、头部而出现相应症状者。邪气在上在表，故可用桂枝汤。日·丹波元简《伤寒论辑义》：“太阳经气上冲，为头项强痛等证。”清·黄元御《伤寒悬解》：“其气上冲，是奔豚发作也。”杨建宇等《桂枝汤》：“气从少腹上冲胸，患者的咽喉、胸膺部、腹部，有突发的气滞感、胀痛感，甚至呼吸困难、喘促、心悸、出冷汗、惊恐、烦躁乃至晕厥。”

16. 太阳病三日，已发汗，若吐、若下、若温针，仍不解者，此为坏病，桂枝不中与之也。观其脉证，知犯何逆，随证治之。

温针 点燃艾绒等烧灼针柄，使针温热后进行针刺的方法。明·王纶《明医杂著·卷四》：“问：近有欲为温针者，乃楚人法。其法针于穴，以香白芷作圆饼套针上，以艾针温之，多取效。答：古者针则不灸，灸则不针，未有针而加灸者，此后人俗法也。此法行于山野贫贱之人，经络受风寒致病者，或有效，只是温经通气而已，于血于痰无预也。古针法妙甚，但今无传，恐不得精高之人，误用之，则危拙出顷刻，惟灸得穴，有益无害，日后宜行之。”

坏病 坏，在此引为“难”义。坏病，即难治之病、难症。汗、吐、下、温针诸法不愈，所以说它是难治之病。诸法之后，原文只云“仍不解”，并非误治而导致病情恶化。因此，不能将此“坏”字理解为治疗错误导致病情恶化、变乱之义。对于这样的“难病”，应当辨其脉证，察其病因，“知犯何逆，随证治之”。

《诗·小雅·小弁》中“坏木”，毛传：“坏，瘣也，谓伤病也。”《左传·成公六年》中“其恶”，杜预注：“恶，疾疢。”《战国策·中山策》中“难之”，高诱注：“难，恶也”。是“坏”可引为“难”义之证。

19（18）. 喘家，作桂枝汤，加厚朴、杏子佳。

作桂枝汤 熬制桂枝汤。杨绍伊《汤液经钩考·经二》：“作：制作，这里当熬制讲。《考工记·总目》：‘作车以行陆，作舟以行水。’此条有断句为：‘喘家作，桂枝汤加厚朴杏子佳。’误。下文柴胡桂枝汤方后注云：‘作如桂枝法。’‘作’，亦当熬制讲。词义非孤例，此一也。喘分寒热虚实，患者体质亦有强弱阴阳之别。若凡喘家发作，均予桂枝汤加厚朴、杏子统治，恐非；古人原意，喘家有桂枝汤证，熬制桂枝汤时，加入厚朴、杏子为佳（参见李心机《伤寒论通释》，人民卫生出版社 2003 年出版），此二也。上文言‘酒客’，此条言‘喘家’，前后句式一致，此三也。故‘作桂枝汤’四字当连读。”

20（19）. 凡服桂枝汤吐者，其后必吐脓血也。

吐脓血 呕吐剧烈可导致吐血。脓，为“浓”之借字。脓血，即浓血。清·吴谦《医宗金鉴·订正伤寒论·太阳上》：“凡酒客得桂枝汤而吐者，以辛甘之品，能动热助涌故也。若其人内热素盛，服桂枝汤又不即时呕出，则益助其热，所以其后必吐脓血也。”

21（20）. 太阳病，发汗，遂漏不止，其人恶风，小便难，四肢微急，难以屈伸者，桂枝加附子汤主之。

四肢微急 微急，此处不是轻微痉挛拘急之义，仅拘急之义。不然，后文怎么会“难以屈伸”呢？微，在此为助词，无义。微急，即“急”。“微”与“而”，古可通转。《礼记·檀弓下》中“微与”，郑玄注：“‘微’犹‘无’也。”《列子·天瑞》中“无识”，殷敬顺释文：“‘无’，或作‘亡’，同。”《读书杂志·逸周书·第二》中“之不绥于恤”，王引之注：“‘之’，疑当作‘亡’。”《经传释词·卷九》：“‘之’，犹‘而’也。”

22（21、22）. 太阳病，下之后，脉促胸满者，桂枝去芍药汤主之。若微寒者，桂枝去芍药加附子汤主之。

促 数而短，有力之脉。元·戴起宗《脉诀刊误·九道》："促脉，尺微关细，寸口独实而滑数，并居于上。"清·王邦傅《脉诀乳海·卷四》："促者，阳也。指下寻之极速，并居寸口曰促。"日·丹波元简《伤寒论辑义·卷一》："顾宪章《伤寒溯源集》云：促，有短促之义。"陆渊雷《伤寒论今释·卷一》："丹波氏云：《辨脉法》并王氏《脉经》，以促为数中一止之脉，非也。《素问·平人气象论》曰寸口脉中手促上击者，曰肩背痛。此'促'，急促之义，故《脉诀》为并居寸口之谓，今详'促'无歇止之义，《脉诀》为得矣。仲景论促脉四条，曰伤寒脉促，手足厥逆者，可灸之。此盖虚阳上奔，脉促于寸部也。曰太阳病下之后，脉促胸满者，桂枝去芍药汤主之，若微恶寒者，去芍药加附子汤主之。曰太阳病桂枝证，医反下之，利遂不止，脉促者，表未解，喘而汗出者，葛根黄连黄芩汤主之。曰太阳病，下之，其脉促，不结胸者，此为欲解也。胸满也，喘而汗出也，结胸也，皆为邪盛于上部，故脉急促于寸口者，非数中一止之义也明矣。"

若微寒 若微，即若其。《古书虚字集释·卷十》："微，犹岂也。"又卷五："岂，犹其也。"是"微"通"其"之证。

23. 太阳病，得之八九日，如疟状，发热恶寒，热多

寒少，其人不呕，清便欲自可，一日二三度发。脉微缓者，为欲愈也；脉微而恶寒者，此阴阳俱虚，不可更发汗、更下、更吐也；面色反有热色者，未欲解也，以其不能得小汗出，身必痒，宜桂枝麻黄各半汤。

清便 清，为“圊”之借字，厕所。圊便，指大便。《广雅·释宫》:“圊，厕也。”《释名·释宫室》:“厕，或曰圊。”毕沅疏证:“圊，亦俗字，据《一切经音义》《御览》引此皆作清。”陆渊雷《伤寒论今释·卷一·辨太阳病脉证并治上》:“圊即厕所。本论中清便、清血，俱系“圊”字之假借。清便，谓大小便也。”

欲自可 “欲”和“自”在此均为助词，义同叠用，无义。欲自可，即可以之义。并不是将要可以、好像可以、如若自己可以等义。若作后者之义解，则义例难通。《助字辨略·卷四》:“自字，语之助也。”《经义述闻·诗·遹追来孝》中“其欲”，王引之按:“欲、犹古字通。”裴学海《古书虚字集释·卷一》:“犹，若也。”《集韵·药韵》:“若，语词。”

脉微缓者为欲愈也 微，可通“而”，当“之”义，无义。缓，与“紧”相对而言，即脉象较紧脉缓和。欲愈，即好转、痊愈义。欲，助词，无义。后文“脉微而恶寒者”，“微”后，疑脱“缓”字。前文“脉微缓”，此则“脉微缓而恶寒”，例始合。《康平本伤寒论·辨太阳病》中“脉微缓者”至“未欲解也”为注文。

24. 太阳病，初服桂枝汤，反烦不解者，先刺风池、风府，却与桂枝汤则愈。

却 “后”义。《资治通鉴·汉纪五十五》中“却十五日”，胡三省注：“却，后也。”

26. 服桂枝汤，大汗出后，大烦渴不解，脉洪大者，白虎加人参汤主之。

白虎加人参汤方

知母六两　石膏一斤（碎，绵裹）　甘草二两（炙）　粳米六合　人参三两

上五味，以水一斗，煮米熟汤成，去滓，温服一升，日三服。

白虎加人参汤方源考略

《范汪方·卷三十一》白虎汤：伤寒脉浮发热，其表不解者，不可与白虎汤，渴欲饮水，无表证者，白虎汤主之方。

白虎汤方

知母六两　石膏一升（碎，绵裹）　甘草三两（炙）　粳米六合

上四味，切，以水一斗二升，煮取米熟，去米，内药煮取六升，去滓，分六服，日三服。忌海藻、菘菜。兼疗天行之病。

《小品方·卷六》白虎加人参汤方：服桂枝汤大汗后，烦渴，热不解，脉洪大者，属白虎加人参汤方。

白虎加人参汤方

知母六两　甘草二两（炙）　石膏一升（碎，绵裹）　人参二两　粳米一升

上五味，切，以水一斗二升，煮米熟，去米，内诸药，煮取六升，去滓，温服一升，日三。忌海藻、菘菜。

敦煌卷子本《辅行诀脏腑用药法要》小白虎汤：治天行热病，大汗出不止，口舌干燥，饮水数升不已，脉洪大者方。

小白虎汤方

石膏如鸡子大（绵裹）　知母六两　甘草（炙）二两　粳米六合

上四味，先以水一斗，熬粳米，熟讫去米，内诸药，煮取六升，温服二升，日三服。

《医心方·卷十四》引《千金方》白兽汤：伤寒吐下后，七八日不解，结热在里，表里俱热，时时恶风，大温，舌上干而烦，饮水数升，白兽汤方。

白兽汤方

知母六两　石膏一升　甘草二两　粳米六合

上四味，以水一斗二升，煮米熟，去滓，分服一升，日三。

《备急千金要方·卷九》：伤寒吐下后，七八日不解，热结在里，表里俱热，时时恶风，大渴，舌上干燥而烦，欲饮水数

升，宜白虎汤方。

白虎汤方

石膏一升　知母六两　甘草二两　粳米六合

上四味，㕮咀，以水一斗，煮米熟去滓，分服一升，日三。诸亡血及虚家，不可与白虎汤。若立夏后至立秋前，得用之。立秋后不可服。春三月，尚凛冷，亦不可与之。与之，呕利腹痛。

伤寒无大热，而口干渴，心烦，背微恶寒，宜白虎汤。

伤寒脉浮，发热无汗，其表不解，不可与白虎汤。渴欲饮水，无表证，宜白虎汤。若渴欲饮水，口燥舌干者，亦宜白虎汤。

《外台秘要·卷一》引《千金翼方》白虎汤，白虎加人参汤：伤寒脉浮，发热无汗，其表不解者，不可与白虎汤。渴欲饮水，无表证者，白虎汤主之方。

白虎汤方

知母六两　石膏一升（碎，绵裹）　甘草三两（炙）　粳米六合

上四味，切，以水一斗二升，煮取米熟，去米，内药煮取六升，去滓，分六服。日三服。忌海藻、菘菜。注:《千金》《伤寒论》《备急》《文仲》《崔氏》《范汪》《经心录》同。诸家兼疗天行之病。

白虎加人参汤方

石膏　粳米各一升　知母六两　人参三两　甘草二两（炙）

上五味，切，以水一斗二升，煮米熟，内药煮取六升，去滓，分服一升，日三服。此方立秋后，立春前，不可行白虎汤。正、二、三月时，尚冷，亦不可与服。与之则呕利而腹痛。忌海藻、菘菜。

《外台秘要·卷二》引《伤寒论》白虎加人参汤：疗伤寒，汗出恶寒，身热，大渴不止，欲饮水一斗者，白虎加人参汤主之方。

白虎加人参汤方

知母六两　石膏　粳米各一升　人参三两　甘草二两

右五味，切，以水一斗二升，煮米熟去米，内诸药，煮取六升，去滓，温服一升，日三。忌海藻、菘菜。注:《小品》同。

《千金翼方·卷九》白虎汤及又方（白虎加人参汤方）：太阳中热，暍是也。其人汗出恶寒，身热而渴也。太阳中暍，发热恶寒，身重而疼痛，其脉弦细芤迟，小便已，洗然手足逆冷。小有劳热，口前开，板齿燥。若发其汗，恶寒则甚；加温针，发热益甚；数下之，淋复甚。

伤寒无大热，口燥渴而烦，其背微恶寒，白虎汤主之。

伤寒脉浮，发热无汗，其表不解，不可与白虎汤。渴欲饮水，无表证，白虎汤主之。伤寒脉浮滑，此以表有热，里有寒，白虎汤主之。

三阳合病，腹满身重，难以转侧，口不仁，言语向经，谵语遗尿。发汗则谵语；下之则额上生汗，手足厥冷，白虎汤主之。

若渴欲饮水，口干舌燥者，白虎汤主之。

伤寒脉滑而厥者，其表有热，白虎汤主之。

《千金翼方·卷十》：服桂枝汤，汗出，大烦渴不解，若脉洪大，与白虎汤。

白虎汤方

知母六两　石膏一斤（碎）　甘草二两（炙）　粳米六合

上四味，以水一斗，煮米熟汤成，去滓，温服一升，日三服。

又方（白虎加人参汤）

知母六两　石膏一斤（碎）　甘草二两（炙）　人参三两　粳米六合

上五味，以水一斗，煮米熟汤成，去滓，温服一升，日三服。立夏后至立秋前得用之。立秋后不可服。春三月，病常苦里冷，白虎汤亦不可与之。与之即呕利而腹痛。诸亡血及虚家，亦不可与白虎汤，得之则腹痛而利。但当温之。

《金匮玉函经》：白虎汤，白虎加人参汤。

《金匮玉函经·卷二》：太阳中热，暍是也，其人汗出，恶寒，身热而渴也。白虎汤主之。太阳中暍，发热恶寒，身重而疼痛，其脉弦细芤迟。小便已，洒洒然毛耸，手足逆冷，小有劳，身即热。口开，前板齿燥。若发其汗，恶寒则甚；加温针，发热益甚；数下之，则淋甚。

《金匮玉函经·卷三》：伤寒，若吐若下后，七八日不解，热结在里，表里俱热，时时恶风，大渴，舌上干燥而烦，欲饮水数升者，白虎加人参汤主之。

伤寒脉浮，发热无汗，其表不解者，不可与白虎汤；渴欲饮水，无表证者，白虎汤主之。凡用白虎汤，立夏后至立秋前得用之，立秋后不可服也。春三月，病常苦里冷，白虎汤亦不可与。与之则呕利而腹痛。诸亡血虚家，亦不可与白虎汤。得之腹痛而利者，急当温之。

三阳合病，腹满身重，难以转侧，口不仁而面垢，谵语遗溺。发汗则谵语甚；下之则额上生汗，手足厥冷。若自汗出者，白虎汤主之。

若渴欲饮水，口干舌燥者，白虎汤主之。

白虎汤方

石膏一斤（碎） 知母六两 甘草二两 粳米六合

上四味，以水一斗，煮米熟汤成，去滓，温服一升，日三服。

白虎加人参汤方

人参三两 石膏一斤 知母六两 甘草二两 粳米六合

上五味，以水一斗，煮米熟汤成，去滓，温服一升，日三服。

《脉经·卷八·平痓湿暍脉证第二》：太阳中热，暍是也。其人汗出，恶寒，身热而渴也。白虎汤主之。太阳中暍，发热恶寒，身重而疼痛，其脉弦细芤迟，小便已，洒洒然毛耸，手足厥冷。小有劳，身热，口前开，板齿燥。若发其汗，恶寒则甚；加温针则发热益甚；数下之，淋复甚。

《脉经·卷七·病发汗以后证第三》：服桂枝汤，大汗出，大烦渴不解，若脉洪大，属白虎汤。

《脉经·卷十·病发汗吐下以后证第八》：伤寒吐下后，七八日不解，热结在里，表里俱热，时时恶风，大渴，舌上干燥而烦，欲饮水数升，属白虎汤。

三阳合病，腹满身重，难以转侧，口中不仁，面垢，谵语，遗溺。发汗则谵语；下之则额上生汗，手足厥冷，自汗，属白虎汤。

白虎加人参汤方，晋之《小品方》即有收载。但彼时此方并不治疗中暍之证。直至《千金翼方》时（682），也只有暍证之论述而无治疗方剂。《千金翼方》之后的《金匮玉函经》，始提出治疗中暍证用白虎汤治疗，但并不是用白虎加人参汤治疗。《金匮玉函经》之后的《脉经》，沿袭《金匮玉函经》之说，仍是用白虎汤治疗中暍证。因此，用白虎加人参汤治疗中暍证，当是《脉经》之后的事了。

方中石膏用量，《千金翼方》之前的《范汪方》《小品方》《备急千金要方》等，均为一升；《辅行诀脏腑用药法要》为"如鸡子大"；《外台秘要·卷二》引《伤寒论》此方，亦为一升；《千金翼方》《金匮玉函经》为一斤。

27. 太阳病，发热恶寒，热多寒少。脉微弱者，此无阳也，不可发汗，宜桂枝二越婢一汤。

桂枝二越婢一汤方

桂枝（去皮） 芍药 麻黄 甘草（炙）各十八铢 大枣四枚（擘） 生姜一两二铢（切） 石膏二十四铢（碎，绵裹）

上七味，以水五升，煮麻黄一二沸，去上沫，内诸药，煮取二升，去滓，温服一升。本云当裁为越婢汤、桂枝汤合之，饮一升。今合为一方，桂枝汤二分，越婢汤一分。

条文质疑 此条文义前后矛盾。热多何以无阳？无阳何以用石膏？不可发汗何以用麻黄？若“多”“少”二字互易，则可从湘本之当归四逆汤。

《诸病源候论·卷七·伤寒候》：“太阳病，发热而恶寒，热多而寒少，脉微弱，则无阳，不可发其汗。”

柯琴《伤寒来苏集·桂枝汤证上》：“不烦不躁，何得妄石膏？观麻黄桂枝合半、桂枝二麻黄一二方，皆当汗之证，此言不可发汗，何得妄用麻黄？”“无阳不可发汗，便是仲景法旨。柴胡桂枝汤，便是仲景佳方。”

《章太炎先生论伤寒·伤寒热盛》：“此证若定名为温病，则身尚恶寒；若定名为中风，则无汗；若定名为伤寒，则热多寒少而脉不紧。此不可的指者一也。”

《湘古本伤寒论》中“宜桂枝二越婢一汤方”在“寒少”后；“不可发汗”后，为“宜当归四逆汤”。《白云阁本伤寒论》中“汗”后，有“脉浮大者”四字；《康平本伤寒论》中“此无阳也”四字为注文;《金匮玉函经・卷二》《脉经・卷七》中“发汗”，作“复发其汗”。

越婢汤方名含义考

公元350年左右之《范汪方》中，就出现了越婢汤，用治皮水。《千金方・卷七》：治风痹脚弱，卷十五治肉极发热脱津、大汗等证;《外台秘要・卷十六》引《千金方》云:“一名起脾汤。”是《外台秘要》认为此“婢”为“脾”之借字。

陆渊雷:“《内经》曰：脾主为胃行其津液。是汤所以谓之越婢者，以发越脾气，通行津液,《外台方》一名起脾汤，即此义也。”

成无己《注解伤寒论・辨太阳病脉证并治法上第五》:“胃为十二经之主，脾治水谷，为卑脏若婢。《内经》曰：脾主为胃行其津液。是汤所以谓之越婢者，以发越脾气，通行津液。《外台方》，一名越脾汤，即此义也。”

方有执《伤寒论条辨・卷三》:“越，逾也，过也。婢，女子之卑者也。女子，阴也。卑，少也。言其人本来虚弱，有宿疾在少阴，少阴之脉本微弱而有不可发汗之义，所以但责其难发汗之过在于少阴，法则谓之无阳，方则谓之越婢。”

喻昌《尚论篇・太阳经下》:“越婢者，石膏之辛凉也。胃得之则热化津生，以此兼解其寒，柔缓之性比女婢犹为过之，可用之无恐矣。”

钱潢《伤寒溯源集・卷四》:“想仲景当时，或以此治越人之婢而得效，遂以方名，亦未可知。”日·山田正珍《伤寒考》:“以予观之，以其方得于越国之婢，从而为名耳。《白居易诗》:‘越婢脂肉滑，奚童眉眼明’，又有汉婢、燕婢语，并见唐人诗中。”

上说难合古人方名之本义。婢，拟当为“庳”之借字，水聚、水肿之义。越婢汤，即越庳汤。越，除去、消散之义。越庳，即消散、祛除水邪之义。该方发泄水饮之邪，古人用治水肿之热证者，故名“越婢（庳）汤”。《太玄·增》中“泽庳”，范望注:“庳，众水之所凑也。”《楚辞·逢纷》中“精越裂”，王逸注:“越，去也。”《左传·昭公四年》中“不越”，杜预注:“越，散也”。

28. 服桂枝汤，或下之，仍头项强痛，翕翕发热，无汗，心下满，微痛，小便不利者，桂枝去桂加茯苓白术汤主之。

桂枝去桂加茯苓白术汤方

芍药三两　甘草二两（炙）　生姜（切）　白术　茯苓各三两　大枣十二枚（擘）

上六味，以水八升，煮取三升，去滓，温服一升。小便利则愈。本云桂枝汤，今去桂枝，加茯苓、白术。

心下满微痛　微，连词，“而”义。心下满微痛，即心下满而痛。

桂枝去桂 《医宗金鉴·订正伤寒论注·正误存疑》:“去桂当是去芍药。此方去桂，将何以治仍头项痛，发热无汗之表乎？细玩其服此汤，曰余依桂枝汤法煎服，其义自见。服桂枝汤已，温复一时许，通身微似有汗，此服桂枝汤法也。若去桂则是白芍、甘草、茯苓、白术，并无辛甘走营卫之品，而曰：余依桂枝汤法，无所谓也。且论中脉促胸满汗出恶寒者，用桂枝去芍药加附子汤主之，去芍药者，为胸满也。今证虽稍异，而满则同，其为去芍药可知，当改之。”

陆渊雷《伤寒论今释·卷一》:“吉益猷《观证辨疑》云：本作‘去桂’，今从《医宗金鉴》‘去芍药’。历观此证，无‘去桂’之理。此因水气结滞，致心下满微痛而头项强痛，不逐心下之水，则不得外发，故服桂枝汤或下之而不解也，今加茯苓、术以逐水气，以桂枝散其满，去芍药者，欲令其力专也。凡逐水气之剂，未尝有芍药，以是知其当去矣。丹波氏云：成注不及‘去桂’之义，但云桂枝汤以解外，则成所注本，无‘去桂’二字欤。若不‘去桂’，而用此方于此证，或有效验。尾台榕堂《方伎杂志》云：桂枝去桂加茯苓术汤，‘去桂’二字可疑。《太阳篇》瓜蒂散条曰：病如桂枝证，头不痛，项不强。是头痛项强，本桂枝汤证也。今虽已服桂枝汤，或下之，仍头项强痛，翕翕发热不止，是桂枝汤证依然仍在也，何得去桂枝乎？况方剂无去其主药之理，是故桂枝去芍药加附子汤、桂枝去芍药加皂荚汤、桂枝去芍药加蜀漆龙骨牡蛎汤、柴胡去半夏加瓜蒌汤、木防己去石膏加茯苓芒硝汤，此等诸方，其所去加，皆不过臣佐药，可以证焉。后读徐灵胎之说，与余意如合符契，益信鄙见之不愆。且观成无已注，知其所注本，必无‘去桂’二字也。渊雷案：此条‘去桂’之义，前贤辩论甚繁，不能备引，综而观之，桂之不当去，诸家无异词。此外有以‘去桂’为‘去芍药’之误者，《金鉴》及小吉益氏等是也。有以心下满微痛为停饮水气者，成氏、小吉益氏等是也。今考仲景方，凡苓、术并用者，多为逐水之剂，则心下满微痛，为水饮无疑。凡逐水诸方，及汗、吐、下诸方之峻快者，皆不用芍药。则芍药之当去无疑。逐水方多用桂枝，况有头项强痛、翕翕发热之表证，则桂枝之不当去，亦无疑。由是言之，此条之证，盖其人素有水饮，因卒病太阳而引起宿疾，水停中焦，致令心下满微痛也。治之以桂枝去芍药加茯苓术汤者，盖临时御变，与喘家加厚朴、杏子同意。”

成无已《注解伤寒论·辨太阳病脉证并治第五》：“头项强痛，翕翕发热，虽经汗下，为邪气仍在表也。心下满，微痛，小便利者，则欲成结胸。今外证未罢，无汗，小便不利，则心下满，微痛，为停饮也。与桂枝汤以解外，加茯苓白术利小便行留饮。”成注只云“与桂枝汤以解其外，加茯苓白术利小便行留饮”，未提及“去桂”。

白术　汉代的《神农本草经》只称作“术”。梁·陶弘景之《名医别录》《本草经集注》也仅有“术”条，而无“白术”条。唐代的《新修本草》中“白术”条下云：“术有两种，白术叶大有毛而作桠，根甜而少膏，可作丸散用；赤术叶细无桠，根小苦而多膏，可作煎用。昔刘涓子挪取其精而丸之，名守金丸，可以长生。”是刘涓子之时（442年左右）已用“白术”之名称。440年左右之《小品方》、540年之《集验方》均有“白术”名称之使用。至唐·孙思邈之《备急千金要方》，使用“白术”名称之方，则甚多。

29. 伤寒，脉浮，自汗出，小便数，心烦，微恶寒，脚挛急。反与桂枝，欲攻其表，此误也。得之便厥，咽中干，烦躁，吐逆者，作甘草干姜汤与之，以复其阳；若厥愈足温者，更作芍药甘草汤与之，其脚即伸。若胃气不和，谵语者，少与调胃承气汤；若重发汗，复加烧针者，四逆汤主之。

四逆汤方

甘草二两（炙） 干姜一两半 附子一枚（生用，去皮，破八片）

上三味，以水三升，煮取一升二合，去滓，分温再服。强人可大附子一枚，干姜三两。

微恶寒 微，通“其”。

欲攻 欲，助词，无义。

谵语 热证或瘀血导致的语言错乱证。俗称“说胡话”。《素问·气交变大论》中“谵妄”，王冰注：“谵，乱语也。”

烧针 将针烧灼后用于治疗。

《医心方·卷四·针例法第五》：“燔针法：董暹曰：凡烧

针之法，不可直用炭火烧，针涩伤人也。蜡烧为上，不作黑色瘢也。麻、麻子脂为次，蔓青、荏子为下。自外六畜脂并不可用也，皆伤人也。燔大癥积用三隅针。破痈肿皆用铍针，量肿大小之宜也。小积及寒疝诸痹及风，皆用大员利针如筳也。亦量肥瘦大小之宜。皆烧针过热紫色为佳，深浅量病大小至病为度。针讫以烧钉赤，灸上七过佳也，毋钉灸上七壮，而以引之佳也，不则火气伏留以为肉痈也。若肉薄之处不灸，亦得大禁水入也。禁冷饮食。疮不发者，欲不作瘢者，脓时担去之。乍寒乍热者，疮发也。孙思邈曰：火针用锋针，以油火烧之，务在猛热，不热即于人有损也。隔日一报，三报之后，当脓水大出为佳。巨阙、太仓、上下管，此之一行有六穴，忌火针也。”

森立之《伤寒论考注 · 卷六》：“烧针又曰温针，曰火针，曰燔针，曰焠针。其名虽有不同，其实则一也。此用烧针者，以脚挛急为主也。”

四逆汤 逆，寒凉之义。此方可治疗阳虚四肢手足寒凉之证，因治证而得名，所以叫做“四逆汤”。《素问 · 阴阳别论》中“痿厥”，王冰注：“足冷，即气逆也。”《素问 · 金匮真言论》中“痹厥”，张志聪注：“厥者，手足逆冷也。”《素问 · 通辨虚实论》：“所谓逆者，手足寒也。”

四逆汤方源考略

《医心方 · 卷十 · 》引《范汪方》四逆汤：四逆汤，治下利清谷，身反恶寒，手足逆冷，此为四逆。四逆汤主之。相视病人，与方相应，便与之方。

四逆汤方

甘草二两　附子一枚　干姜一两半

凡三物，以水三升，煮取一升二合，分二服。

《备急千金要方·卷二十》四逆汤：吐下而汗出，小便复利，或下利清谷，里寒外热，脉微欲绝，或发热恶寒，四肢拘急，手足厥，四逆汤主之方。

四逆汤方

甘草二两　干姜一两半　附子一枚

三味，㕮咀，以水三升，煮取一升二合，温分再服。强人可与大附子一枚，干姜至三两。注:《广济方》，若吐之后，吸吸少气，及下而腹满者，加人参一两。

《千金翼方·卷十》四逆汤：大汗出，热不去，拘急，四肢疼。若下利厥而恶寒，四逆汤主之。

大汗出若火，下利而厥，四逆汤主之。

呕而脉弱，小便复利，身有微热，见厥难治，四逆汤主之。

膈上有寒饮，干呕者，不可吐，当温之，宜四逆汤。

下利腹满，身体疼痛，先温其里，乃攻其表。温里宜四逆汤，攻表宜桂枝汤。脉浮迟，表热里寒，下利清谷，四逆汤主之方。

四逆汤方

甘草二两（炙）　干姜一两半　附子一枚（生，去皮，破

八片）

上三味，以水三升，煮取一升二合，去滓，分温再服。强人可大附子一枚，干姜三两。

《金匮玉函经·卷三》四逆汤：脉浮而迟，表热里寒，下利清谷者，四逆汤主之。

《金匮玉函经·卷四》：呕而脉弱，小便复利，身有微热，见厥者难治，四逆汤主之。大汗出，热不去，内拘急，四肢疼，又下利，厥逆而恶寒者，四逆汤主之。

大汗出，若大下利而厥者，四逆汤主之。

下利腹胀满，身体疼痛，先温其里，乃攻其表。温里宜四逆汤，攻表宜桂枝汤。

四逆汤方

甘草二两（炙） 干姜一两半 附子一枚（生，去皮，破）

上三味，以水三升，煮取一升二合，去滓，分温再服。强人可大附子一枚，干姜三两。

《脉经·卷七·病发汗以后证第三》：大汗出，热不去，内拘急，四肢疼，下利厥逆而恶寒，属四逆汤。

《脉经·卷七·病发汗吐下以后证第八》：大汗若大下，而厥冷者，属四逆汤。

《脉经·卷七·病可温证第九》：下利，腹满，身体疼痛，先温其里，宜四逆汤。膈上有寒饮，干呕者，不可吐，当温之，宜四逆汤。

《外台秘要·卷六》引《伤寒论》四逆汤：既吐且痢，而大汗出，小便复利，或下利清谷，里寒外热，脉微欲绝，或发热恶寒，四肢拘急，手足厥逆者，四逆汤主之方。

四逆汤方

甘草二两（炙） 附子一枚（生） 干姜一两半

上三味，切，以水三升，煮取一升二合，去滓，温分二服。加减依后法。忌海藻、菘菜、猪肉。注:《千金》同。

呕，脉弱，小便复利，身有微热，见厥者难疗，四逆汤主之方。

甘草二两（炙） 附子一枚 干姜一两半

上三物，㕮咀，以水三升，煮取一升二合，去滓，温分再服。强人用大附子一枚，干姜三两。忌海藻、菘菜、猪肉。

四逆汤始源于《范汪方》，但其治证，则多从《金匮玉函经》。

30. 问曰：证象阳旦，按法治之而增剧，厥逆，咽中干，两胫拘急而谵语。师曰：言夜半手足当温，两脚当伸。后如师言。何以知此？答曰：寸口脉浮而大，浮为风，大为虚，风则生微热，虚则两胫挛，病形象桂枝，因加附子参其间，增桂令汗出，附子温经，亡阳故也。厥逆，咽中干，烦躁，阳明内结，谵语烦乱，更饮甘草干姜汤。夜半阳气还，两足当热，胫尚微拘急，重与芍药甘草汤，尔乃胫伸。以承气汤微溏，则止其谵语，故知病可愈。

阳旦 阳旦汤。旦，为“神”之义，也即“气”之义。阳旦汤，即阳神汤；亦有阳气汤、阴气汤之义。《说文·旦部》：“旦，明也。”《资治通鉴·晋纪十四》中“申款”，胡三省注：“申，明也。”《礼记·郊特牲》中“旦明”，郑玄注：“旦，当为神”。《左传·庄公三十三年》中“有神降于莘”，孔颖达疏：“神者，气也。”《尔雅·释诂》中“申”，郝懿行疏：“申与神同。”

《辅行诀脏腑用药法要》：小阳旦汤，治天行，发热，自汗出而恶风，鼻鸣干呕者。

桂枝三两　芍药三两　生姜二两（切）　甘草二两（炙）　大枣十二枚

上方，以水七升，煮取三升，温服一升。服已，即啜热粥饭一器，以助药力。稍令汗出，不可大汗流漓，汗之则病不除也。若不汗出，可随服之，取瘥止，日三服。若加饴一升，为正阳旦汤。

大阳旦汤。治凡病汗出不止，气息惙惙，身劳力怯，恶风凉，腹中拘急，不欲饮食，皆宜此方。若脉虚大者，为更切证也。

黄芪五两　人参　桂枝　生姜各三两　甘草二两（炙）　芍药六两　大枣十二枚　饴一升

上七味，以水一斗，煮取四升，去滓。内饴，更上火，令烊已。每服一升，日三夜一服。

小阳旦汤，即《伤寒论》之桂枝汤；大阳旦汤，即《金匮要略》之黄芪建中汤加人参。隋唐之时，不仅有小阳旦汤、大阳旦汤、正阳旦汤，还有小阴旦汤、大阴旦汤。可见用“旦”字之义，不限于阳证。

《辅行诀脏腑用药法要》：小阴旦汤，治天行，身热，汗出，头目痛，腹中痛，干呕，下利者。

黄芩三两　芍药三两　生姜二两（切）　甘草二两（炙）　大枣十二枚

上方，以水七升，煮取三升，温服一升，日三服。服汤已，如人行三四里时，令病者啜白浆一器，以助药力。身热去，自愈也。

大阴旦汤。治凡病头目眩晕，咽中干，每喜干呕，食不下，心中烦满，胸胁支痛，往来寒热方。

柴胡八两　人参　黄芩　生姜各三两　甘草二两（炙）　芍药四两　大枣十二枚　半夏一升（洗）

上八味，以水一斗二升，煮取六升，去滓。重上火，缓缓煎之，取得三升。混服一升，日三服。

小阴旦汤，即《伤寒论》之黄芩汤加生姜；大阴旦汤，即《伤寒论》之小柴胡汤加芍药。

辨太阳病脉证并治中

31. 太阳病，项背强几几，无汗，恶风，葛根汤主之。

葛根汤方

葛根四两　麻黄三两（去节）　桂枝二两（去皮）　生姜三两（切）　甘草二两（炙）　芍药二两　大枣十二枚（擘）

上七味，以水一斗，先煮麻黄、葛根，减二升，去白沫，内诸药，煮取三升，去滓，温服一升。覆取微似汗。余如桂枝法将息及禁忌。诸汤皆仿此。

项背强几几　强，"痛"义；几几，形容疼痛较甚。《广雅·释训》："几几，盛也。"此头项疼痛之程度较桂枝汤证为重。陆渊雷《伤寒论今释·卷二》："葛根汤为发热、头痛、脉浮、无汗之主方，应用最广。不必见显著之项强也。"

葛根汤方源考略

《千金翼方·卷九》葛根汤：太阳病，发热无汗，而反恶寒，是为刚痉。

太阳病，项背强几几，无汗恶风，葛根汤主之。

葛根汤方

葛根四两　麻黄三两（去节）　桂枝　芍药　甘草（炙）各二两　生姜三两（切）　大枣十一枚（擘）

上七味，以水一斗，煮麻黄、葛根减二升，去上沫，内诸药，煮取三升，去滓，分温三服。不须与粥，取微汗。

《金匮玉函经·卷二》葛根汤：太阳病，发热无汗，而反恶寒，是为刚痉。

太阳病，无汗而小便反少，气上冲胸，口噤不得语，欲作刚痉。葛根汤主之。

太阳病，项背强几几，无汗恶风者，葛根汤主之。

葛根汤方

葛根四两　麻黄　生姜各三两　桂枝　芍药　甘草各二两　大枣十二枚

上七味，㕮咀，以水一斗，先煮麻黄、葛根，减二升，去上沫，内诸药，煮取一升，去滓，温服一升，取汗，不须啜粥。

《脉经·卷八·平痉湿暍脉证第二》：太阳病，发热无汗，而反恶寒者，名刚痉。太阳病，无汗，而小便反少，气上冲胸，口噤不得语，欲作刚痉，葛根汤主之。

《脉经·卷七·辨可发汗证第二》：太阳病，项背强几几，无汗恶风，属葛根汤。

《外台秘要·卷二》引《伤寒论》方葛根汤：疗太阳病，项背强几几，反汗不出，恶风者，属葛根汤方。

葛根汤方

葛根四两　麻黄四两（去节）　甘草二两（炙）　芍药　桂心各二两　生姜三两　大枣十二枚（擘）

上七味，以水一斗，煮麻黄、葛根，减二升，去上沫，内诸药，煮取三升，去滓，温服一升，覆取微似汗出，不须吃热粥助药发汗，余将息如桂枝法。忌海藻、菘菜、生葱。注：张仲景《伤寒论》治中风汗出用桂枝。此病云汗不出，亦伤寒之病，非中风也。

《千金翼方》已有葛根汤方，但未指出刚痉用葛根汤。《金匮玉函经》《脉经》则指出刚痉使用葛根汤治疗。由此得知，此方方源，当是《千金翼方》。《千金翼方》此方大枣用十一枚，《金匮玉函经》《外台秘要·卷二》引《伤寒论》此方、《金匮要略》此方，大枣用量均为"十二枚"。

34. 太阳病，桂枝证，医反下之，利遂不止，脉促者，表未解也；喘而汗出者，葛根黄芩黄连汤主之。

脉促　"脉数"义。《汉书·栾布传》颜师古注："促，急也。"《大戴礼记·曾子立事》中"数有名"，卢辩注："数，犹速也。"柯雪帆《伤寒论临证发微·辨太阳病脉证并治中》："脉促，脉率快。"

35. 太阳病，头痛发热，身疼腰痛，骨节疼痛，恶风，无汗而喘者，麻黄汤主之。

麻黄汤方

麻黄三两（去节） 桂枝二两（去皮） 甘草一两（炙） 杏仁七十个（去皮尖）

上四味，以水九升，先煮麻黄，减二升，去上沫，内诸药，煮取二升半，去滓，温服八合。覆取微似汗，不须啜粥。余如桂枝法将息。

麻黄 陆渊雷《伤寒论今释·卷二》:“《内经》有‘肺合皮毛’之语，遂以汗出皮毛为肺所主尔。其实，麻黄之治喘咳，正由发汗之故。盖发汗之目的不一，排除水气，一也；放散体温，二也；有表证而汗闭者，汗出则毒害性物质亦出，三也。病喘咳者，支气管以炎性渗出物之刺激，而助长炎症，炎性渗出物，水气之类也，用麻黄发汗以排除之，使炎症易消，则喘咳自止。麻黄岂肺经专药哉？夫出汗能祛除毒害性物质，放散体温，吾书上文已言之矣。其能排除水气，何谓也？仲景书用麻黄之方，莫简于甘草麻黄汤与麻黄醇酒汤，其证曰里水，曰黄疸。古人以黄疸为湿病，湿正水气之类，则麻黄排水，岂不甚明。丁仲祜《化学实验新本草》引三浦之说，谓麻黄冷服，颇得利尿之效，而始终不见发汗。夫尿与汗，皆所以排除水毒，而互为消长者也，温暖则排泄于汗腺而为汗，寒冷则排泄于肾脏而为尿。麻黄冷服则利尿，其为排水，不更明乎？仲景用麻黄，但取其发汗，故药皆温服，而温覆以取汗。”

柯雪帆《伤寒论临证发微·辨太阳病脉证并治中》:“麻

黄汤中麻黄的剂量：临床上畏忌用麻黄者有之，或虽用麻黄汤而麻黄之用量极小（一般为3g左右）者，而《伤寒论》中原用剂量颇大，根据作者的考证，麻黄汤原方麻黄的剂量为46.875g，先服1/3，药后汗出热退，可停下一服。二者的差距较大。近年有临床报道提出，小儿用麻黄汤原方的剂量：1～3岁儿童四味药各6g，4～7岁儿童各8g，8岁以上儿童各10g。分2次服。本人认为，成人用麻黄汤，方中麻黄的剂量可增加至15g，与《伤寒论》原方的剂量接近，供参考。至于近人有报道用特大剂量麻黄治疗类风湿关节炎，又当别论。”

张锡纯《医学衷中参西录·第七期》：“按古之一两约折为今之三钱（9g），且将一次所煎之汤分作三剂，则一剂之中当有麻黄三钱，然又宜因时、因地、因人细为斟酌，不必定以三钱为准也。如温和之时，汗易出，少用麻黄即能出汗；严寒之时，汗难出，必多用麻黄始能出汗，此因时也。又如大江以南之人，其地气候温暖，人之生于其地者，其肌肤浅薄，麻黄至一钱即可出汗，故南方所出医书有用麻黄不过一钱之语；至黄河南北，用麻黄约可以二钱为率；至东三省人，因生长于严寒之地，其肌肤颇强厚，须于三钱之外再将麻黄加重始能得汗，此因地也。至于地无论南北，时无论寒燠，凡其人之劳碌于风尘，与长居屋中者，其肌肤之厚薄强弱原自不同，即其汗之易出不易出，或宜多用麻黄，或宜少用麻黄，原不一致，此因人也。用古人之方者，岂可胶柱鼓瑟哉？”

《医学衷中参西录·第三期》：“钱天来曰：汉之一两为今

之二钱七分。一升为今之二合半。程扶生曰：以古今量度及黍考之，以一千二百黍之重，实于黄钟之龠，得古之半两，今之三钱也。合两龠为合，得古之一两，今之六钱也。十铢为千黍之重，今之二钱半也。一铢为百黍之重，今之二分半也。陆九芝曰：伤寒方一两，准今之七分六厘。一升，准今之六勺七抄。若麻黄汤麻黄三两，准今之二钱三分，其三之一，应得七分强。承气汤大黄四两，准今之三钱，折半应得一钱五分。按程氏之说，古方分量过重，陆氏之说，古方分量又过轻，惟钱氏之说，其轻重似适宜。陈修园则谓，用古不必泥于古，凡《伤寒》《金匮》古方中之一两，可折为今之三钱。陆氏又谓，麻黄数分即可发汗，大黄一二钱即可降下燥结，此以治南方人犹可，若治北方人则不然。愚临证体验多年，麻黄必至二钱（6g）始能出汗。”

38. 太阳中风，脉浮紧，发热恶寒，身疼痛，不汗出而烦躁者，大青龙汤主之。若脉微弱，汗出恶风者，不可服之。服之则厥逆，筋惕肉瞤，此为逆也。

大青龙汤方

麻黄六两（去节） 桂枝二两（去皮） 甘草二两（炙） 杏仁四十枚（去皮尖） 生姜三两（切） 大枣十枚（擘） 石膏如鸡子大（碎）

上七味，以水九升，先煮麻黄，减二升，去上沫，内诸药，煮取三升，去滓，温服一升。取微似汗。汗出多者，温

粉粉之。一服汗者，停后服。若复服，汗多亡阳遂虚，恶风，烦躁，不得眠也。

厥逆 手足寒凉之证。“厥”“逆”同义复词，均寒凉之义。《素问·阴阳别论》中“痿厥”，王冰注：“足冷，即气逆也。”《素问·金匮真言论》中“痹厥”，张志聪注：“厥者，手足逆冷也。”《素问·通辨虚实论》：“所谓逆者，手足寒也。”

筋惕肉瞤 肌肉拘急跳动之证。《吕氏春秋·谨听》中“不惕于心”，毕沅新校正引王念孙：“惕，犹动也。”《玉篇·心部》：“惕，疾也。”《素问·气交变大论》中“肌肉瞤酸”，张志聪注：“瞤，动也。”

大青龙汤 《医宗金鉴·订正仲景伤寒论注·太阳下》：“名大青龙者，取龙兴云雨之义也。”日·山田正珍《伤寒考》：“所以谓之青龙者，以麻黄之青也。”喻昌《尚论篇·太阳经下》：“取义于青龙者，龙升而云兴，云兴而雨降，郁热顿除，烦躁乃解，龙之为灵，何以得此乎？”森立之《伤寒论考注·卷七》：“青龙之义，取麻黄色青，能发泄表热壅郁，温散心下水气，其水击之势似龙之飞动之义也。”

温粉 注家大致有两种说法：一指炒米粉，二指米粉与药物之混合粉。日·山田正珍《伤寒论集成·卷二》：“温粉者，熬温之米粉也。同温针、温汤之温。刘熙《释名》云：‘粉，分也。研米使分散也。’《字汇》粉字注曰：‘米细末。’《说文》：‘傅面者。古傅面亦用米粉是也。’”森立之《伤寒论考注·卷七》:“香川修德《行余医言》云:‘按张机原无温粉方，唯用白米粉。温粉，熬温之米粉也。’其法以米粉盛绢布袋中，火上炙之，令温暖而轻轻扑之也。”黄竹斋《伤寒论集释·太阳脉证并治中》:“《孝慈备览》扑身止汗法:麸皮糯米粉二合，牡蛎龙骨二两。上共为细末，以疏绢包裹，周身扑之。其汗自止。”

《外台秘要·卷一》六味青散方下云:汗大出不止，温粉粉之。

《外台秘要·卷十三》引《古今录验方》治盗汗法:以干姜三分，粉三分，捣合，以粉粉之。又引《崔氏方》止汗粉方:麻黄根，牡蛎粉，败扇灰，栝楼各二两，白术二两，米粉三升。下筛捣为散，和粉搅令调，以生绢袋盛，用粉身体。日三两度。

《范汪方》治风、汗出方:防风一两，牡蛎一两，干姜一两。凡三物，治筛一升，白粉三合搅，以粉粉之。

《说文·米部》朱骏声通训定声:“米末谓之粉。”《急就篇·卷三》中“脂粉”，颜师古注:“粉，谓铅粉及米粉，皆以傅面取光洁也。”

大青龙汤方源考略

《范汪方·卷十六》大青龙汤:溢饮者，当发其汗，大青龙汤主之方。

大青龙汤方

麻黄六两（去节） 桂心二两 甘草二两（炙） 生姜三两

石膏如鸡子大一枚　杏仁四十枚（去双仁、尖、皮）　大枣十枚（擘）

上七味，㕮咀，以水九升，先煮麻黄，减二升，乃内诸药，煮取三升，绞去滓，适寒温，服一升，温覆令汗，汗出多者，温粉粉之。一服汗出者，勿后服。汗出多亡阳，遂虚，恶风烦躁不得眠。脉微弱，汗出恶风，不可服。服之则厥逆，筋惕肉瞤。此为逆也。忌海藻、菘菜、生葱。

《外台秘要·卷二》引《古今录验方》大青龙汤：大青龙汤疗太阳中风，脉浮紧，发热恶寒，身疼痛，汗不出而烦躁方。

大青龙汤方

麻黄六两（去节）　桂枝二两　甘草二两（炙）　石膏如鸡子大（碎，绵裹）　生姜三两　杏仁四十枚（去双仁及尖皮）　大枣十枚（擘）。

上七味，切，以水九升，先煮麻黄，减二升，去沫，乃内诸药，煮取三升，去滓，分服一升，厚覆取微汗。汗出多者，温粉粉之。一服汗者，不可再服。若复服，汗出亡阳，遂虚，恶风，烦躁不得眠也。忌海藻、菘菜、生葱等物。注：张仲景《伤寒论》云：中风见伤寒脉者可服之。

《外台秘要·卷八》引《范汪方》大青龙汤：溢饮者，当发其汗，大青龙汤主之方。

大青龙汤方

麻黄六两（去节）　桂心二两　甘草二两（炙）　生姜三两

石膏如鸡子一枚　杏仁四十枚（去皮、尖）　大枣十枚

上七味，㕮咀，以水九升，先煮麻黄，减二升，乃内诸药，煮取三升，绞去滓，适寒温，服一升，温覆令汗出。汗出多者，温粉粉之。一服汗出者，勿复服。汗出多亡阳，逆虚，恶风，烦躁不得眠。脉微弱，汗出恶风，不可服。服之则厥逆，筋惕肉瞤。此为逆也。忌海藻、菘菜、生葱。注：此本仲景《伤寒论》方。

《备急千金要方·卷九》大青龙汤：大青龙汤治中风伤寒，脉浮紧，发热恶寒，身体疼痛，汗不出而烦躁方。

大青龙汤方

麻黄六两　桂心　甘草各二两　石膏如鸡子一枚（碎）生姜三两　杏仁四十枚　大枣十二枚

上七味，㕮咀，以水九升，煮麻黄，去沫，乃内诸药，煮取三升，分服一升，厚覆，当大汗出。温粉粉之即止。不可再服。服之则筋惕肉瞤，此为逆也。不汗乃再服。

《医心方·卷九》引《千金方》青龙汤：溢饮者，青龙汤主之。

青龙汤方

麻黄六两　桂心二两　甘草二两（炙）　石膏二两　杏仁四十枚，大枣十枚　生姜三两

凡七物，以水九升，煮麻黄，减二升，乃内余药，得二升，去滓，服一升，温覆令汗。汗出多者，温粉粉之，汗止勿复服。

《千金翼方·卷九》大青龙汤：太阳中风，脉浮紧，发热恶寒，身体疼痛，不汗出而烦，大青龙汤主之。若脉微弱，汗出恶风者，不可服之。服之则厥，筋惕肉瞤，此为逆也。伤寒脉浮缓，其身不疼但重，乍有轻时，无少阴证者，可与大青龙汤发之。

大青龙汤方

麻黄六两（去节） 桂枝二两 甘草二两（炙） 杏仁四十枚（去皮尖，两仁者） 生姜三两（切） 大枣十枚（擘） 石膏如鸡子大（碎，绵裹）

上七味，以水九升，先煮麻黄，减二升。去上沫，内诸药，煮取三升，去滓，温服一升，取微似汗。汗出多者，温粉粉之。一服汗者，勿再服。若复服，汗出多，亡阳，逆虚，恶风，躁不得眠。

《康治本伤寒论》青龙汤：太阳中风，脉浮紧，发热恶寒，身体疼痛，宜大青龙汤。

太阳病，脉浮紧，发热恶寒，身疼痛，不汗出而烦躁者，青龙汤主之。

青龙汤方

麻黄六两（去节） 桂枝二两（去皮） 甘草二两（炙） 杏仁四十个（去皮尖） 生姜三两（切） 大枣十二枚（擘） 石膏如鸡子大（碎）

上七味，以水九升，先煮麻黄，减二升，去上沫，内诸药，煮取三升，去滓，温服一升。

《高继冲本伤寒论》大青龙汤：太阳中风，脉浮缓，其身不痛，但重，或有轻时，无少阴证者，可大青龙汤。

大青龙汤方

麻黄二两（去根节） 桂心一两 杏仁一两（汤浸，去皮尖、双仁，麸炒微黄） 石膏一两

上件药，捣筛为散，每服四钱，以水一中盏，入生姜半分，枣三枚，煎至五分，去滓，不计候温服。

大青龙汤，源于《范汪方》。大青龙汤、小青龙汤之名称在唐时每有混称。例如，略早于《备急千金要方》之《辅行诀脏腑用药法要》就把小青龙汤叫作“大青龙汤”。《医心方·卷九》引《千金方》《康治本伤寒论》只称“青龙汤”而不注明大小，这都增加了大、小青龙汤的混淆性。此方治证，以发汗治疗溢饮为主，当以大青龙汤为确。《金匮要略》及其前身《金匮玉函要略方》此方治证所取，为溢饮病，而《伤寒论》此方治证所取，为沿袭《千金翼方》等说，以中风伤寒脉浮紧、无汗、身疼痛等为主。

39. 伤寒，脉浮缓，身不疼，但重，乍有轻时，无少阴证者，大青龙汤发之。

身不疼 当为“身痛”义。伤寒太阳病之基本症状，为脉浮、发热、体痛、头痛。作“不痛”，例义不妥。不，在此为助词，无义。《诗·大雅·思齐》中“不殄”“不瑕”，马瑞辰

传笺通释："二'不'字，皆助句词。"

但重 但，副词，"凡"之义。《助字辨略·卷三》："但字，犹云凡也。今云但凡如何也。"重，为痛之音转。但重，即"凡是痛"之义。

乍 "无"义。《说文·亡部》："乍，一曰亡也。"《论语·雍也》中"则亡"，皇侃疏："亡，无也。"

少阴证 下利、脉沉微、倦怠、欲寐等症。

40. 伤寒表不解，心下有水气，干呕，发热而咳，或渴，或利，或噎，或小便不利，少腹满，或喘者，小青龙汤主之。

小青龙汤方

麻黄（去节） 芍药 细辛 干姜 甘草（炙） 桂枝（去皮）各三两 五味子半升 半夏半升（洗）

上八味，以水一斗，先煮麻黄，减二升，去上沫，内诸药，煮取三升，去滓，温服一升。若渴，去半夏，加栝楼根三两；若微利，去麻黄，加荛花，如一鸡子，熬令赤色；若噎者，去麻黄，加附子一枚，炮；若小便不利，少腹满者，去麻黄，加茯苓四两；若喘，去麻黄，加杏仁半升，去皮尖。且荛花不治利，麻黄主喘，今此语反之，疑非仲景意。

噎（yì）"痛"义。《慧琳音义·卷十三》中"哽噎"，注："噎，痛也。"《集韵·霁韵》："噎，咽痛也。"水饮、痰饮，每有疼痛之表现。

《金匮要略·痰饮咳嗽病脉证并治》:“饮水流行，归于四肢，当汗出而不汗出，身体疼重，谓之溢饮。”“胸中有留饮，其人短气而渴，四肢历节痛。”“留饮者，胁下痛引缺盆。”“膈上病痰，满喘咳吐，发则寒热，背痛腰疼。”

《金匮要略·水气病脉证并治》:“身肿而冷，状如周痹，胸中窒，不能食，反聚痛，暮躁不得眠，此为黄汗，痛在骨节。”“少阴脉紧而沉，紧则为痛，沉则为水，小便即难。”“肝水者，其腹大，不能自转侧，胁下腹痛。”“肾水，其腹大，脐肿腰痛，不得溺。”

荛花 有三种说法：一是荛花；二是芫花；三是质疑，认为当用茯苓等药。笔者提出第四种看法，认为是芫菁。

成无己《注解伤寒论·卷三》:“水渍入胃，必作利。荛花下十二水，水去利止。”方有执《伤寒论条辨·卷三》:“利，水横行也。加荛花，导水也。”

尤在泾《伤寒贯珠集·卷一》作“芫花”。

《宋本伤寒论》小青龙汤方后林亿按:“小青龙汤，大要治水，又按《本草》，荛花下十二水。若水去，利则止也。”

《医宗金鉴·订正伤寒论注》:“加荛花如鸡子大，熬令赤色，此必传写之误。盖《本草》荛花，即芫花类也。用之攻水，其力甚峻，五分可令人下行数十次。岂有治停饮之微利，而用鸡子大之荛花者乎？似当改加茯苓四两。”

笔者认为芫指芫菁。因菁有花义，故成“荛花”之名。此当指芜菁球形之块根，而非指其花，故用量为“如一鸡子大”。若指其花，则用量不当用“如一鸡子”来指示。《方言卷三》：“蘴、荛，芜菁也。陈楚之郊谓之蘴，鲁齐之郊谓之荛。”《广雅·释草》：“荛，芜菁也。”《说文·中部》：“菁，韭花也。”《广雅·释草》：“菁，花也。”清·钱绎《方言笺疏·卷三》：“花、叶之茂盛者，皆谓之菁。”芜菁有开胃消食、利水解毒、下气定中等功效。《食疗本草》：“下气，治黄疸，利小便。”《林要纂要》：“利水解热，下气定中。”

细辛用量考略

张锡纯《医学衷中参西录·卷五》：“细辛有服不过钱（3g）之说，是言单服此一味也。若入汤剂，有他药渣相混，即用一钱，不过有半钱之力，若再少用，即不能成功矣。故用小青龙汤者，细辛必以一钱为度。”

《医学衷中参西录·前三期例言》：“细辛有服不过钱之说，后世医者恒多非之，不知其说原不可废。凡味辛兼能麻口之药，若花椒、天雄、生半夏，大抵皆有此弊，不但细辛也。盖能麻口者，即能麻肺，肺麻则其呼吸即停矣。尝因胃中受凉，嚼服花椒约二十粒，下咽后即觉气不上达，移时呼吸始复常。乃悟古人谏君恐有不测，故有捣椒自随者。由斯观之，用药可不慎哉？”

柯雪帆《伤寒论临证发微·辨太阳病脉证并治中》：“《名医别录》与《本草纲目》均言细辛辛温无毒，《神农本草经》未言有毒。近年药理研究证明细辛有毒。王智华报道，细辛的有毒成分为黄樟醚，有很强的挥发性。煎煮 10 分钟留存 1/4，煎煮 20 分钟留存 1/12，煎煮 30 分钟仅存 1/50。按照一般中药煎药方法，药汁中黄樟醚残留量极微，已不足以引起中毒。而细辛的有效成分甲基丁香酚的挥发性较低，煎煮 30 分钟，含量虽减仍有治疗作用。由此可知《伤寒论》中将较大剂量细辛用于汤剂是合理的。细读仲景著作，没有一个散剂用细辛，只有一个蜜丸方（《金匮要略·腹满寒疝宿食病脉证治》中的赤丸）用微量细辛（细辛量为丸方全量的 1/11），一次服用量仅为麻子大三丸，取效不再服，十分慎重。可能由于宋代陈承《本草别说》中记载了服用细辛粉末致人死命之事。《本草纲目·草部·细辛》引用上书：'若单用末，不可过一钱，多则气塞不通者死。近年开平狱中曾治此，不可不记，非本有毒，但不识多寡耳。'后人没有注意'单用末'三字，连煎汤也不敢超过一钱。'细辛不过钱'之说传颂成习，混淆了细辛研粉吞服与煎煮服汤的剂量的区别。"

周祯祥《细辛古今研究与临床应用·第一章·第四节》："细辛临床用药剂量的确定不可一概而论，要具体情况具体分析。纵观诸家所论，细辛若单用、用末，剂量应控制在一钱（3g）以内；若煎服或配用，用量可适当增大。《医学衷中参西录》的观点为现代临床所普遍接受。研究证实，细辛主含挥发油，油中的有效成分为甲基丁香酚（60%），有毒成分为黄樟醚（8%）。在相同剂量情况下，根中挥发油含量几乎是全草煎煮 10 分钟后的 3 倍，如为达到相同的疗效，则汤剂的用量至少应增加到散剂的 3 倍。在同样剂量情况下，根中黄樟醚含量分别是全草煎煮 10 分钟、20 分钟、30 分钟的 4 倍、12 倍和 50 倍。黄樟醚的挥发性胜于甲基丁香酚，在高温下易被破坏。若在高温中煎煮 30 分钟后，因挥发而所剩无几，仅存原药材的 2%，此浓度已不足以产生毒性。即使将细辛的用量增加 50 倍，也不一定能产生毒副作用。查古今方剂，细辛甚少单用末，多配伍使用且入煎剂。研究认为，药物的毒副作用在复方中可为他药所抑制，甚至消失。特别是汤剂，在高温煎煮过程中，许多药物的毒性成分因之遭到破坏而失去活性。因此，如果舍弃了'用末'和'单用'，那么，细辛'不过钱'就失去了本来的意义。如果不管用法，均拘泥于古训，一概予以限量，也是不对的。"

周德生《常用中药特殊配伍精要·第七章·温里药·细辛》:"临证中总结出，用于头痛、腹痛、咳嗽、牙痛、口腔溃疡、肾炎等，一般用 3 ～ 6g；类风湿性关节炎、肥大性脊柱炎，煎则可用 10 ～ 20g。以上均为汤剂用量。为求稳当计，亦可先煎半小时。若研末吞服，则需特别慎重，以小剂量为宜。吕钟关对细辛的剂量颇有研究，他提倡治外感伤寒配麻黄，细辛用小剂量 3 ～ 5g；治疗风寒束肺的咳喘，配干姜、五味子，用中剂量 8 ～ 10g；治脉络痹阻之各种痛证，用大剂量达 15g。何永田认为以细辛治疗痛证，小剂量无效，剂量增至 15g 方起效，部分病例用至 30g 始获良效。"

小青龙汤方源考略

《外台秘要·卷八》引《千金方》青龙汤：溢饮者，当发其汗，宜青龙汤方。

青龙汤方

麻黄（去节） 芍药 细辛 桂心 干姜 甘草（炙）各三两 五味子半升 半夏半升

上八味，切，以水一斗，先煮麻黄，减二升，乃内余药，煮三升，去滓，温服一升。忌海藻、菘菜、羊肉、饧、生菜、生葱。注：此仲景《伤寒论》小青龙汤也。

《外台秘要·卷九》引《千金方》小青龙汤：咳逆倚息，不得卧，小青龙汤主之。

小青龙汤方

麻黄（去节） 芍药 细辛 桂心 干姜 甘草（炙）各三两 五味子半升 半夏半升（洗）

上八味，切，以水一斗，先煮麻黄，减二升，去沫，乃内诸药，煮得三升，去滓，服一升。

若渴者，去半夏，加栝楼根三两；微利者，去麻黄，加荛花如鸡子大（熬黄）；若食饮噎者，去麻黄，加附子一枚（炮，去皮，破六片）；小便不利、少腹满者，去麻黄，加茯苓四两；若喘，去麻黄，加杏仁半升（去皮尖，熬）。荛花不主利，麻黄止喘。今语反之，疑非仲景意加减。忌海藻、菘菜、生葱、生菜、羊肉。注：此本仲景《伤寒论》方。

《外台秘要·卷十》:《深师》疗咳而上气，肺胀，其脉浮，心下有水气，小青龙加石膏二两。设若有实者必躁，其人常倚伏，小青龙汤方。

《辅行诀脏腑用药法要》：大青龙汤，治天行，表不解，心下有水气，干呕，发热而喘咳不已者。

大青龙汤方

麻黄（去节） 细辛 芍药 甘草（炙） 桂枝各三两 五味子半升 半夏半升 干姜三两

上方八味，以水一斗，先煮麻黄，减二升，掠去上沫，内诸药，煮取三升，去滓，温服一升。一方无干姜，作七味。当从。

《备急千金要方·卷十八》小青龙汤：咳逆倚息，不得卧，小青龙汤主之。

小青龙汤方

麻黄 芍药 细辛 桂心 干姜 甘草各三两 五味子 半夏各半升

上八味，㕮咀，以水一斗，先煮麻黄，减二升，去上沫，乃内诸药，煮取三升，去滓，分三服。弱者服半升。若渴，去半夏加栝楼根三两；若微利，去麻黄，加荛花如鸡子大；若食饮噎者，去麻者，加附子一枚；若小便不利、小腹满者，去麻黄，加茯苓四两；若喘者，去麻黄，加杏仁半升。

《千金翼方·卷九》小青龙汤：伤寒心下有水气，咳而微喘，发热不渴，服汤已而渴者，此为寒去为欲解，小青龙汤主之。

伤寒表不解，心下有水气，咳而发热，或渴，或利，或噎，或小便不利，少腹满，或喘者，小青龙汤主之方。

小青龙汤方

麻黄（去节）三两　芍药　细辛　干姜　甘草（炙）　桂枝各三两　五味子　半夏（洗）各半升

上八味，以水一斗，先煮麻黄，减二升，去上沫，内诸药，煮取三升，去滓，温服一升。渴则去半夏，加栝楼根三两；微利者，去麻黄，加荛花一鸡子大，熬令赤色；噎者，去麻黄，加附子一枚去炮；小便不利、少腹满者，去麻黄，加茯苓四两；喘者，去麻黄，加杏仁半升，去皮。

《脉经·卷七·病可发汗证第二》：伤寒表不解，心下有水气，干呕，发热而咳，或渴，或利，或噎，或小便不利，小腹满，或微喘，属小青龙汤。

伤寒，心下有水气，咳而微喘，发热不渴，服汤已而渴者，此寒去，为欲解，属小青龙汤。

《脉经·卷八·平肺痿肺痈咳逆上气淡饮脉证第十五》：病溢饮者，当发其汗，小青龙汤主之。

《高继冲本伤寒论》小青龙汤：太阳病，表不解，心下有水气，干呕发热，或渴，或利，小腹满，或喘者，宜小青龙汤。

小青龙汤方

麻黄二两（去根节）　赤芍药一两　细辛一两　桂心一两　五味子一两　干姜一两（炮裂，锉）　半夏一两（汤洗七遍，

去滑）

上件药，捣筛为散，每服四钱，以水一中盏，煎至五分，去滓，不计时候温服。

小青龙汤，在晋时之《深师方》中就出现了。《外台秘要》引《千金方》单称“青龙汤”而不名大小;《辅行诀脏腑用药法要》又把它称作“大青龙汤”，可见当时大、小青龙汤名称之混淆不定。

41. 伤寒，心下有水气，咳而微喘，发热不渴，服汤已渴者，此寒去欲解也，小青龙汤主之。

微喘 气喘。《素问·解精微论》中张志聪注:“微者，天道之幽远也。”《论衡·谈天》:“天，气也。”

汤 小青龙汤。柯琴《伤寒来苏集·卷上》:“服汤，即小青龙汤也。”

欲解 “解除”义。不是将要解除之义。欲，系词，为、是之义。

小青龙汤主之 吴谦《医宗金鉴·订正仲景伤寒论注·太阳下》:“‘小青龙汤主之’六字，当在‘发热不渴’之下，始与‘服汤已渴者’之文义相属。岂有寒去欲解，而更服小青龙汤之理乎？”郭霭春《伤寒论校注白话解·辨太阳病脉证并治中》:“成注‘发热不渴者，表证未罢也，与小青龙汤发表散水。服汤已渴者，里气温，水气散，为欲解也。’是成注本‘小青龙汤主之’六字，原未窜移在下，传写失之。”

44. 太阳病，外证未解，不可下也，下之为逆，欲解外者，宜桂枝汤。

逆 “错”义。《尔雅·释言》:“逆，遣也。”王念孙疏证:“遣，通错。”

46. 太阳病，脉浮紧，无汗，发热，身疼痛，八九日不解，表证仍在，此当发其汗。服药已微除，其人发烦，目瞑，剧者必衄，衄乃解，所以然者，阳气重故也。麻黄汤主之。

目瞑（míng）“眩”义。《方言·卷三》:“凡饮药傅药而毒，东齐海岱之间谓之瞑，或谓之眩。”《广韵·霰韵》:“瞑，瞑眩。”

必衄 现代药理毒理研究证明，麻黄过量中毒，会出现心悸、胸闷、气促、头痛、血压升高、颜面潮红、出汗、震颤、呕吐、排尿困难、视物不清、呼吸困难、昏迷、惊厥、大汗不止、流涕等症状，尚无鼻流血之报导。由此知此“必衄”，当是古人罕见个例之载录，临证实属罕见。

47. 太阳病，脉浮紧，发热，身无汗，自衄者愈。

自衄 鼻流血。自，连词，无义。外感热病，通过鼻流血而愈者，临床罕见。

48. 二阳并病，太阳初得病时，发其汗，汗先出不彻，因转属阳明，续自微汗出，不恶寒。若太阳病证不罢者，不可下，下之为逆，如此可小发汗。设面色缘缘正赤者，阳气怫郁在表，当解之熏之。若发汗不彻，不足言，阳气怫郁不得越，当汗不汗，其人躁烦，不知痛处，乍在腹中，乍在四肢，按之不可得，其人短气但坐，以汗出不彻故也，更发汗则愈，何以知汗出不彻，以脉涩故知也。

面色缘缘正赤 缘缘，通“循循”。喻遍、满之义。正，向、如之义。面色缘缘正赤，即满面如赤色。

脉涩 此处“脉”，指皮肤或尺肤，即肤涩之义。汗出彻底与否，当以皮肤（尺肤）辨别。皮肤若干涩无汗，是汗出不彻之表现。反之，若皮肤湿润有汗，为汗出较彻之征象。《玉篇·肉部》:“肤，皮也。”《素问·皮部论》:“皮者，脉之部也。”

49. 脉浮数者，法当汗出而愈，若下之，身重，心悸

者，不可发汗，当自汗出乃解。所以然者，尺中脉微，此里虚，须表里实，津液自和，便自汗出愈。

身重 重，在此当读“痛”音，为“痛”之假字。明·乐韶凤等《洪武正韵》，“重”有“徒红切”之音。脉浮数本当用汗法，误用下法，所以身痛症仍在，亦即表证仍在，须“自汗出乃解”。

50. 脉浮紧者，法当身疼痛，宜以汗解之。假令尺中迟者，不可发汗，何以知然？以荣气不足，血少故也。

法 “理”义。《墨子·所染》中“理也”，孙诒让注：“理，道也。”《逸周书·大匡》中“明道”，朱祐曾校释：“道者，法之本。”

尺中迟 寸关尺三部之脉，为一脉之动所产生，数与迟当同步，不当仅尺脉迟。故非指尺脉迟。此处指尺部皮肤干涩，津血亏少失养所致，所以下文说“不可发汗”。

53. 病常自汗出者，此为荣气和，荣气和者，外不谐，以卫气不共荣气谐和故尔，以荣行脉中，卫行脉外，复发其汗，荣卫和则愈，宜桂枝汤。

外不谐 不，助词，无义。此处“谐”字，与后文“不共荣气谐和”之“谐”不同。此当为“偕（xié）”之借字，“强”义。《说文·人部》：“偕，强也。”外不谐，即外之强之义。外表汗多，所以说“外之偕”。

54. 病人脏无他病，时发热自汗出而不愈者，此卫气不和也，先其时发汗则愈，宜桂枝汤。

脏 “内”义。与后文之表症对言。

自汗 即汗。自，助词，无义。

56. 伤寒，不大便六七日，头痛有热者，与承气汤；其小便清者，知不在里，仍在表也，当须发汗，若头痛者，必衄，宜桂枝汤。

必衄 “必汗”义。若作“衄”解，与后文“宜桂枝汤”，例不合。发热头痛，必用汗法而解，故宜桂枝汤。

伤寒太阳证鼻衄之症，古今罕见，“必衄”之说当质疑。

《素问·金匮真言论》之“鼻衄”，《吕氏春秋·季秋》作“鼻窒”；西汉·马王堆汉墓帛书《五十二病方》作“鼽洟”；《礼记·月令》作“鼽嚏”；唐·柳宗元《时令论》亦作“鼽嚏”。是“鼽血”并非鼻流血之证，而是指感冒流涕之证。

古之“肉”“血”可互用。《集韵·屋韵》：“血，或从肉。”故“肉”与“血”当为同字。《太玄·达》范望注：“洫，小水也。”由此知“衄”有“小水”义，与汗同义。《玉篇·水部》：“汗，小液也。”

58. 凡病，若发汗，若吐、若下，若亡血、亡津液，阴阳自和者，必自愈。

阴阳自和 此处阴阳，指大小便。汗吐下伤津后，若大小便调和者，可逐渐恢复而愈。尤在泾《伤寒贯珠集·太阳篇上》：“阴阳自和者，不偏于阴，不偏于阳，汗液自出，便溺自调之谓。汗吐下亡津液后，邪气既微，正气得守，故必自愈。”

60. 下之后，复发汗，必振寒，脉微细，所以然者，以内外俱虚故也。

振寒 振，身体抖动。尤在泾《伤寒贯珠集·太阳篇下》：“振寒，振栗而寒也。”《荀子·荣辱》中“而振”，杨倞注：“振，动也。”《楚辞·渔父》中“振衣”，蒋骥注：“振，摇动也。”

61. 下之后，复发汗，昼日烦躁不得眠，夜而安静，不呕，不渴，无表证，脉沉微，身无大热者，干姜附子汤主之。

大热 “热”义。无所谓大小之义。成无己《注解伤寒论》解此只作“身无大热者，表热也”。而不解“大”义。日·森立之《伤寒论考注·卷八》:“大热犹云表热、阳热也。”亦无“大”字之释。

《易·坤》中“直方大”，李鼎祚集解:“大者，阳也。”《战国策·秦策》中“阴燕大魏”，高诱注:“阳，大。”《慧琳音义·卷十》中“亢阳”，注引《考声》:“阳，炎热也。”“大”“热”同义复词，热义。身无大热，即身无热之义。下后复汗而致阳虚，故身无热、不渴、脉沉微。

62. 发汗后，身疼痛，脉沉迟者，桂枝加芍药生姜各一两人参三两新加汤主之。

桂枝加芍药生姜各一两人参三两新加汤方

桂枝三两（去皮） 芍药四两 甘草二两（炙） 人参三两 大枣十二枚（擘） 生姜四两

上六味，以水一斗二升，煮取三升，去滓，温服一升。本云桂枝汤，今加芍药、生姜、人参。

桂枝加芍药生姜各一两人参三两新加汤主之 《千金翼方·卷十》本作“桂枝加芍药生姜人参汤”。并无“各一两”“三两新加”等字。据《千金翼方·卷九》之桂枝汤，芍药、生姜用量为各二两;《千金翼方·卷十》桂枝加芍药生姜人参汤，芍药生姜用量为各四两。二药明明增加了各二两，与此“加芍药生姜各一两”不合。

考《金匮玉函经·卷七》，桂枝汤之芍药、生姜用量为各三两，而桂枝加芍药生姜人参汤之芍药、生姜用量为各四两。再考康平本《伤寒论》，方名变成了“桂枝加芍药生姜各一两人参三两新加汤”，且方中芍药、生姜用量为各四两。该书中桂枝汤芍药、生姜用量为各三两，与《金匮玉函经》之用量相合。由此知“桂枝加芍药生姜各一两人参三两新加汤主之”一句，始自1060年成书之康平本《伤寒论》。其后，被1065年成书之宋本《伤寒论》沿用。

63. 发汗后，不可更行桂枝汤，汗出而喘，无大热者，可与麻黄杏仁甘草石膏汤。

无大热 疑“无”字本在“汗出”前，却误在“大热”前，成“无大热”。作“无汗而喘，大热者”，与麻杏甘石汤治证正合。《医宗金鉴·删补名医方论》：“麻黄杏仁甘草石膏汤，治温热内发，表里俱热，头痛身疼，不恶寒，反恶热，无汗而喘，大烦大渴。”35条作“无汗而喘者，麻黄汤主之”。此有内热，故用麻杏甘石汤，此方为白虎汤变通之方。350条白虎汤证之“里有热”、173条白虎加人参汤证之“表里俱热”，均可佐证此当为“大热”之证。柯琴《伤寒来苏集·卷上·麻黄汤证下》：“无字，旧本误在‘大热’上。前本因循不改，随义衍文，为后学之迷涂。”

64. 发汗过多，其人叉手自冒心，心下悸，欲得按者，桂枝甘草汤主之。

冒 “覆盖”义。《汉书·周勃传》中“冒絮”，颜师古注：“冒，覆也。”

欲得 “需要”义。《战国策·燕策二》中“又不欲王”，鲍彪注：“欲，犹须也。”《吕氏春秋·贵生》中“所要轻也”，高诱注：“要，得也。”由此知“欲”有“需”义，“得”有“要”义。欲得按，即需要按之义。

65. 发汗后，其人脐下悸者，欲作奔豚，茯苓桂枝甘草大枣汤主之。

欲作 “常常发作”“好发作”之义。《群经平议·礼记四》中俞樾按：“欲，犹好也。”

67. 伤寒，若吐、若下后，心下逆满，气上冲胸，起则头眩，脉沉紧，发汗则动经，身为振振摇者，茯苓桂枝白术甘草汤主之。

茯苓桂枝白术甘草汤方

茯苓四两　桂枝三两（去皮）　白术　甘草（炙）各二两

上四味，以水六升，煮取三升，去滓，分温三服。

逆满　“逆”与“满”为同义复词，胀满之义。逆，在此也引为“胀”义。《大戴记·曾子事父母》中“逆色”，孔广森补注：“逆色，怒色。”《荀子·君子》中“逆罪”，王先谦集解引郝懿行：“怒，盖盈溢之义。”盈溢，即满之义。

冲　“动”义。《方言·卷十二》：“冲，动也。”

动经　动，伤之义；经，为“津”之借字。动津，即伤津之义。发汗伤津，津血失养经脉，所以身体摇晃、震颤不能自持。苓桂术甘汤温阳益气而助津血之恢复，所以治身体振摇之证。茯苓在此，取其益气之功效而非其利水之作用。

茯苓　茯苓本为《神农本草经》上品之药，可治“寒热烦满”“口焦舌干”等津血伤耗之证。《名医别录》谓其能“长阴，益气力。”《新修本草》谓其可治“五劳、七伤”。北魏·郦道元《水经注·漯水》中“津通”，《水经注·谷水》作“径通”，朱起凤《辞通·卷十六》：“经、径古通。”此“经”通“津”之证。喻嘉言《尚论篇·太阳经中篇》：“若但发汗，以强解其外，外虽解，而津液尽竭，反足伤动经脉，有身为振摇之患矣。”

茯苓桂枝白术甘草汤方源考略

《医心方·卷十一》引《范汪方》：治中寒，下以后，心下逆满，上冲胸中，起欲头眩方。

茯苓四两　桂三两　白术二两　甘草二两

凡四物，以水六升，煮取三升，分三服。

《备急千金要方·卷十八》甘草汤：心下痰饮，胸胁支满，目眩，甘草汤主之方。

甘草汤方

甘草二两　桂心　白术各三两　茯苓四两

右四味，㕮咀，以水六升，宿渍，煮取三升，去滓，服一升，日三。小便当利。

《外台秘要·卷八》引《千金方》甘草汤：心下有痰饮，胸胁支满，目眩，甘草汤主之方。

甘草二两（炙）　桂心　白术各三两　茯苓四两

上四味，细切，以水六升，煮取三升，去滓，服一升，日三。小便当利。忌海藻、菘菜、生葱、桃、李、醋物等。注：此本仲景《伤寒论》方。

《千金翼方·卷十》茯苓桂枝白术甘草汤：伤寒吐下发汗后，心下逆满，气上撞胸，起即头眩，其脉沉紧，发汗即动经，身为振摇，茯苓桂枝白术甘草汤主之方。

茯苓桂枝白术甘草汤方

茯苓四两　桂枝三两　白术　甘草（炙）各二两

上四味，以水六升，煮取三升，去滓，分温三服。

《脉经·卷八·平肺痿肺痈咳逆上气淡饮脉证第十五》：心下有淡饮，胸胁支满，目眩。甘草汤主之。

《金匮玉函经·卷六》：伤寒吐下发汗后，心下逆满，气上撞胸，起则头眩，其脉沉紧，发汗即动经，身为振摇，属茯苓桂枝白术甘草汤证。

茯苓桂枝白术甘草汤方

茯苓四两　桂枝　白术各三两　甘草二两

右四味，以水六升，煮取三升，分温三服，小便即利。

康治本《伤寒论》茯苓桂枝甘草白术汤：发汗，若下之后，心下逆满，气上冲胸，起则头眩者，茯苓桂枝甘草白术汤主之。

茯苓四两　桂枝三两（去皮）　甘草二两（炙）　白术二两

上四味，以水一斗，煮取三升，去滓，温服一升。

茯苓桂枝白术甘草汤，其方剂组成始源于《范汪方》。其治证，当源于《备急千金要方》。《备急千金要方》此方名“甘草汤”，主要治疗“心下痰饮，胸胁支满，目眩”等症。《脉经》治证方名，与《备急千金要方》同。《医心方》引《范汪方》，此方尚不载方名。至《备急千金要方》始名“甘草汤”。至《千金翼方》，名“茯苓桂枝白术甘草汤”，其后之《金匮玉函经》，沿用此方名。抄写于805年之康治本《伤寒论》，据《伤寒论》成书时间尚不足百年，此方名“茯苓桂枝甘草白术汤”。

71. 太阳病，发汗后，大汗出，胃中干，烦躁不得眠，欲得饮水者，少少与饮之，令胃气和则愈。若脉浮，小便不利，微热消渴者，五苓散主之。

五苓散方

猪苓十八铢（去皮）　泽泻一两六铢　白术十八铢　茯

苓十八铢　桂枝半两（去皮）

上五味，捣为散，以白饮和服方寸匕，日三服。多饮煖水，汗出愈。如法将息。

微热　微，连词，“而”义。小便不利微热，即小便不利而热之义。

五苓散　五苓，由“茯苓”之音混淆音转而来。五苓，即茯苓。茯苓因生长在菟丝子之下，故又名“茯菟”。楚人把虎叫做“於菟”，因“菟”音与“虎”音发生联系。“虎”为百兽之王，“五”为“王位”之义。这样，“虎”音又与“五”音发生联系。“菟（虎）苓”，便音转成了“五苓”。

《急就篇·卷四》中“茯苓”，颜师古注：“茯苓，一名茯菟，生大松树下。”《史记·龟策列传》：“下有伏灵，上有兔丝；上有捣蓍，下有神龟。所谓伏灵者，在兔丝之下，状似飞鸟之形。”《神农本草经·卷一·茯苓》孙星衍按：“《淮南子·说林训》云：茯苓掘，兔丝死。”《集韵·模韵》：“楚人谓虎於菟。”《易·贲·象传》中“六五之吉”，李鼎祚：“五为王位。”《说文·虎部》：“虎，山兽之君。”

白饮　即白水。与下文之“暖水”例合。《千金方》卷九、卷十、卷十八，《千金翼方》卷九，《外台秘要》卷二引《千金翼方》五苓散下均云“水服方寸匕”，可证。

五苓散方源考略

《范汪方·卷三十四》五苓散：五苓散，利小便，治黄疸方。

猪苓三分（去皮） 白术三分 茯苓三分 泽泻五分 桂心二分

上五味，捣筛和合，白饮和服一方寸匕，日三。多饮暖水，以助药势，汗出便愈。忌大醋、生葱、桃、李、雀肉等。

《备急千金要方·卷十八》五苓散：假令瘦人，脐下有悸者，吐涎沫而癫眩，水也。五苓散主之方。

五苓散，主黄疸，利小便方。

五苓散方

猪苓 茯苓 泽泻 白术 桂心各三十株

上五味，捣筛为散，渴时水服方寸匕，极饮水，即利小便及汗出愈。

《备急千金要方·卷九》五苓散：五苓散主时行热病，但狂言烦躁，不安精彩，言语不与人相主当者方。

五苓散方

猪苓 白术 茯苓各十八铢 桂心十二铢 泽泻三十铢

上五味，治下筛，水服方寸匕，日三，多饮水，汗出即愈。

《外台秘要·卷三》引《千金方》五苓散：五苓散主天行热病，但狂言烦躁，不安精彩，言语与人不相主当方。

五苓散方

猪苓二分　白术二分　泽泻五分　茯苓三分　桂心二分

上五味，捣筛子为散，水服方寸匕，日三服。多饮暖水，汗出愈。忌大醋、生葱、桃、李、雀肉等。注:《张仲景论》《深师》同。

《外台秘要·卷四》引《伤寒论》五苓散：五苓散，利小便，治黄疸方。

五苓散方

猪苓三分（去皮）　白术三分　茯苓三分　泽泻五分　桂心二分

上五味，捣筛和合，白饮和服一方寸匕，日三，多饮暖水，以助药势，汗出便愈。注:《千金》《深师》《范汪》同。

《外台秘要·卷八》引《千金方》五苓散：假令瘦人，脐下有悸者，吐涎沫而癫眩，水也。五苓散主之方。

五苓散方

猪苓（去皮）　白术　茯苓各三分　桂心二分（去皮）　泽泻五分

上五味，下筛，水服方寸匕，日三。多饮水，汗出愈。忌桃、李、雀肉、生葱、醋物等。注：此本仲景《伤寒论》方。

《千金翼方·卷九》五苓散：病在阳，当以汗解，而反以水噀之，若灌之，其热却不得去，益烦皮粟起，意欲饮水，反不渴，宜服文蛤散方。若不差，与五苓散。

五苓散方

猪苓十八铢（去黑皮） 白术十八铢 泽泻一两六铢 茯苓十八铢 桂枝半两。

上五味，各为散，更于臼中治之。白饮和服方寸匕，日三服。多饮暖水，汗出愈。

《外台秘要·卷二》引《千金翼方》五苓散:《千金翼方》疗中风，发热六七日不解而烦，有表里证，渴欲饮水，饮水而吐，此为水逆。五苓散主之方。

五苓散方

猪苓三分 泽泻五分 茯苓三分 桂心二分 白术三分

上五味，捣筛，水服方寸匕，日三。多饮暖水，汗出愈。忌桃、李、醋物、生葱、雀肉等。

《金匮玉函经·卷二》五苓散：太阳病，发汗后，大汗出，胃中干，烦躁不得眠，其人欲引水，当稍饮之，令胃中和则愈。若脉浮，小便不利，微热消渴者，五苓散主之。

发汗后，脉浮而数，烦渴者，五苓散主之。

伤寒汗出而渴者，五苓散主之。

中风发热，六七日不解而烦，有表里证，渴欲饮水，水入即吐，此为水逆，五苓散主之。

五苓散方

猪苓十八铢 泽泻一两六铢 茯苓十八铢 桂心半两 白术十八铢

上五味，为末，以白饮和服方寸匕，日三服。多饮暖水，汗出愈。

《脉经·卷八·平肺痿肺痈咳逆上气淡饮脉证第十五》：假令瘦人脐下悸，吐涎沫而癫眩者，水也。五苓散主之。

《金匮要略》五苓散：其方始源于《范汪方》，该方所载治证，却多从《备急千金要方》。

74. 中风发热，六七日不解而烦，有表里证，渴欲饮水，水入则吐者，名曰水逆，五苓散主之。

有表里证 “里”字当衍。因为任何病症表现，都在表里证的范围内，作“表里证”解无实质性意义。有表证，指脉浮、头痛之症。又，“有表里证”四字，康平本《伤寒论》为注文。可参。

77（76）. 发汗后，水药不得入口，为逆；若更发汗，必吐下不止。

逆 此“逆”，为前文74条“水逆”之缩文。指水逆证，即水入即吐（包括药、食入口即吐）之证候。此并非误治导致之证，而是发汗后（包括吐下），因原本体质虚弱而导致的不良反应。

78（76）. 发汗吐下后，虚烦不得眠，若剧者，必反覆颠倒，心中懊侬，栀子豉汤主之；若少气者，栀子甘草豉汤主之；若呕者，栀子生姜豉汤主之。

栀子豉汤方

栀子十四个（擘） 香豉四合（绵裹）

上二味，以水四升，先煮栀子得二升半，内豉，煮取一升半，去滓，分为二服，温进一服。得吐者，止后服。

栀子甘草豉汤方

栀子十四个（擘） 甘草二两（炙） 香豉四合（绵裹）

上三味，以水四升，先煮栀子、甘草，取二升半，内豉，煮取一升半，去滓，分二服，温进一服。得吐者，止后服。

栀子生姜豉汤方

栀子十四个（擘） 生姜五两 香豉四合（绵裹）

上三味，以水四升，先煮栀子、生姜，取二升半，内豉，煮取一升半，去滓，分二服，温进一服。得吐者，止后服。

虚烦 心烦。《淮南子·傲真》中“虚室”，高诱注：“虚，心也。”

得吐者，止后服 唐·甄权《古今录验方》栀子汤、鼠矢汤、鼠矢栀子豉汤方中均有栀子、豉，方后均无“得吐者，止后服”六字。北周·姚僧垣《集验方》枳实栀子汤，方中有栀子一升，方后亦无“得吐者，止后服”。张志聪《伤寒论集注·卷一》:“旧本有‘一服得吐止后服’七字。此因瓜蒂散中有香豉而误传于此也。”黄竹斋《伤寒论集注·辨太阳病脉证并治中》:“刘河间曰:‘凡诸栀子汤皆非吐人之药。’”张锡驹《伤寒直解·卷二》:“栀子豉汤，旧说指为吐药，即王好古之高明，亦云。《本草》并不言栀子能吐，奚仲景用为吐药？此皆不能思维经旨，以讹传讹者也。如瓜蒂散二条，本经必曰‘吐之’，栀子豉汤六节，并不言一‘吐’字。且吐、下后虚烦，岂有复吐之理乎？此因瓜蒂散内用香豉二合，而误传之也。”陆渊雷《伤寒论今释·卷三》:“栀子豉证而呕者，加生姜以止呕，可知栀、豉绝非吐剂，煮服法中‘得吐’以下六字，必后人所增也，当删，以下四方仿此。”

80（78）. 伤寒五六日，大下之后，身热不去，心中结痛者，未欲解也，栀子豉汤主之。

心中结痛 结，义同“懊侬”，郁滞烦闷之义。结痛，闷痛、滞痛之义。《资治通鉴·晋纪二十一》中“结之情”，胡三省注:“企望之情，郁积而不散曰结。”《素问·疏五过论》中“菀结”，王冰注:“结，谓结固余怨。”

未欲解 未，“无”义；欲，“有”义。未欲，“没有”义。《战国策·秦策五》中“未能”，高诱注:“未，无也。”裴学海

《古书虚字集释·卷一》:“欲，犹有也。‘欲’‘有’声之转。”《仪礼·乡射礼》中“未”，郑玄注:“未，犹不也”。《金匮玉函经·卷二》中“未欲解也”，作“此为未解”。

82（80）. 伤寒，医以丸药大下之，身热不去，微烦者，栀子干姜汤主之。

微烦 “微”通“其”。微烦，即其烦。《古书虚字集释·卷十》:“微，犹岂也。”《古书虚字集释·卷五》:“岂，犹其也。”是“微”通“其”之证。

83（81）. 凡用栀子汤，病人旧微溏者，不可与服之。

微溏 此“微”，当为“溦”之借。“微”“溦”同义复词，指大便稀溏。《尔雅·释丘》中“溦”，郝懿行疏:“微、溦同。”

84（82）. 太阳病，发汗，汗出不解，其人仍发热，心下悸，头眩，身瞤动，振振欲擗地者，真武汤主之。

真武汤方

茯苓 芍药 生姜（切）各三两 白术二两 附子一枚（炮，去皮，破八片）

上五味，以水八升，煮取三升，去滓，温服七合，日三服。

心下悸，头眩，身瞤动 心下悸、头眩、身瞤动等症，并非水饮所致，而是汗后伤津，发热伤津，津血失养，阴虚及阳而致之心气不足、心阳受损之证。故用真武汤强心壮阳、资助阳气，以使血随气行，使津血失养诸症消除。《说文·目部》："瞤，动也。"《素问·气交变大论》中"肌肉瞤酸"，张志聪注："瞤，动也。"

擗地 倒地。《慧琳音义·卷二十九》中"僻地"，注："僻地者，以哀痛，故自投身于地。"

真武汤 原名玄武汤，因避讳老子的谥号用字而改为真武汤。据王彦坤《历代避讳字汇典》，老子谥号"玄元"。自唐高宗乾封元年（666）二月己未，亳州祠老子，追号"太上玄元皇帝"，其后唐玄宗虽亦几度追加老子尊号。如天宝二年（743）春正月丙辰追尊"玄元皇帝"为"大圣祖玄元皇帝"；天宝八年（749）六月，册"圣祖玄元皇帝"尊号为"圣祖大道玄元皇帝"；天宝十三年（754）二月，上"玄元皇帝"尊号曰"大圣祖高上大道金阙玄元天皇大帝"。然皆不离"玄元"二字。

《淮南子·天文训》："北方曰玄天。"《后汉书·王梁传》："玄武，水神之名。"李贤注："玄武，北方之神，龟蛇合体。"《楚辞·远游》中"玄武"，洪兴祖注："二十八宿，北方为玄武。"《医宗全鉴·订正仲景全书》："真武者，北方司水之神也。以之名汤者，赖以镇水之义也。"日·山田正珍《伤寒考》："所以谓之真武者，以附子之黑也。"《素问·阴阳应象大论》："北方生寒，寒生水”“在脏为肾”。

《辅行诀脏腑用药法要》此方名“小玄武汤”;《千金翼方·卷十》名“玄武汤”;《金匮玉函经·卷四》《脉经·卷七》名“真武汤”。

86（84）. 淋家，不可发汗，汗出必便血。

便血 尿血。陆渊雷《伤寒论今释·卷三》:“便血即尿血。”

88(86). 衄家，不可发汗，汗出，必额上陷，脉急紧，直视不能眴，不得眠。

额上陷 “陷”字当衍。《诸病源候论》《千金翼方》《外台秘要》均无陷字。其误始自《金匮玉函经》。

《诸病源候论·卷八》:“衄家不可攻其表，汗出额上，脈急而紧，直视而不能眴，不得眠。”《千金翼方·卷九》:“衄家忌攻其表，汗出必额上促急。”《外台秘要·卷二》引《诸病源候论》:“衄家不可攻其表，汗出额上，脉急而紧，直视而不能瞤，不得眠。”《金匮玉函经·卷五》:“衄家不可攻其表，汗出则额陷脉上促急而紧，直视而不能眴，不得眠。”《脉经·卷七》:“衄家不可攻其表，汗出，必额陷脉上促急而紧，直视而不能眴，不得眠。”

瞤 眨眼。《慧琳音义·卷十五》注引《考声》:“眴，开闭目也。”

90（88）. 汗家重发汗，必恍惚心乱，小便已阴疼，与禹余粮丸。

恍惚心乱 “恍惚”与“心乱”同义，均为神志昏乱之义。《类篇·心部》:“恍，昏也。”《希麟音义·卷八》中“恍惚”，注引《字林》:“恍惚，心不明也。”《文选·宋玉〈登徒子好色赋〉》中“乱之”，李善注:“乱，昏也。”

92（90）. 本发汗，而复下之，此为逆也；若先发汗，治不为逆。本先下之，而反汗之，为逆；若先下之，治不为逆。

复 “反而”义，指误下。《楚辞·离骚》蒋骥注:“复亦反也。”陆渊雷《伤寒论今释·卷三》:“复亦反也，犹言误也。与下文‘反汗’之‘反’同意。”

逆 “错”义。《广雅·释言》:“逆，遣也。”王念孙疏:“遣，通作错。”

93（91）. 伤寒，医下之，续得下利，清谷不止，身疼

痛者，急当救里；后身疼痛，清便自调者，急当救表。救里，宜四逆汤；救表，宜桂枝汤。

后身疼痛　“后”字当衍。《千金翼方》卷九、卷十,《金匮王函经》卷二,《脉经》卷七均作“身体疼痛”。

清便　大便。

94（92）. 病发热头痛，脉反沉，若不差，身体疼痛，当救其里，四逆汤方。

若不差　若，连词，“而”义。《老子·十三章》中“若惊”，陆德明释文:“若，而也。”裴学海《古书虚字集释》:“若，犹而也。”差，通“瘥”，病愈。《方言·卷三》:“差，愈也。南楚病愈谓之差。”戴震疏证:“差、瘥古通用。”

95（93）. 太阳病，先下而不愈，因复发汗，以此表里俱虚，其人因致冒，冒家汗出自愈，所以然者，汗出表和故也；里未和，然后复下之。

冒　头昏眩晕之证。黄竹斋《伤寒论集注·辨太阳病脉证并治中》:“陈亮师曰：有邪盛而冒者，太阳少阳并病眩冒是也。”

96（94）. 太阳病未解，脉阴阳俱停，必先振栗，汗出而解。但阳脉微者，先汗出而解；但阴脉微者，下之而解。若欲下之，宜调胃承气汤。

脉阴阳俱停 停，平、缓和。《庄子·德光符》："平者，水停之盛也。"

阳脉微、阴脉微 两"微"字，疑为"徵"字之误，形近致误。"徵"与"证"同。阳脉微，即阳脉证；阴脉微，即阴脉证。阳证宜汗出而解，阴证宜下之而解。

欲下 "下"义。

97（95）. 太阳病，发热汗出者，此为荣弱卫强，故使汗出，欲救邪风者，宜桂枝汤。

欲救 "救"义。

98（96）. 伤寒五六日，中风，往来寒热，胸胁苦满，嘿嘿不欲饮食，心烦喜呕，或胸中烦而不呕，或渴，或腹中痛，或胁下痞硬，或心下悸、小便不利，或不渴、身有微热，或咳者，小柴胡汤主之。

小柴胡汤方

柴胡半斤　黄芩三两　人参三两　半夏半升（洗）　甘

草（炙） 生姜（切）各三两 大枣十二枚（擘）

上七味，以水一斗二升，煮取六升，去滓，再煎取三升，温服一升，日三服。若胸中烦而不呕者，去半夏、人参，加栝楼实一枚。若渴，去半夏，加人参合前成四两半，栝楼根四两。若腹中痛者，去黄芩，加芍药三两。若胁下痞硬，去大枣，加牡蛎四两。若心下悸，小便不利者，去黄芩，加茯苓四两。若不渴、外有微热者，去人参，加桂枝三两，温覆微汗愈。若咳者，去人参、大枣、生姜，加五味子半升，干姜二两。

苦满 “苦”与“满”同义，均为胀满之义。《汉书·何武传》中“厌众意”，颜师古注：“厌，满也。”《汉书·韩信传》中“苦之”，颜师古注：“苦，厌也。”

嘿嘿 “闷闷”义。若作静及不言解，则与后文之心烦，自相矛盾。《慧琳音义·卷二十》中“嘿然”，注引《考声》：“嘿嘿，志不遂也。”《荀子·解蔽》中“墨以为明”，杨倞注：“墨，谓蔽塞也。”嘿、默、墨古通。

痞 在此为“痛”义。《说文·疒部》：“痞，痛也。”朱骏声通训定声：“痞，腹内结滞而痛。”

柴胡 柯雪帆《伤寒论临证发微·辨太阳病脉证并治中》：“小柴胡汤中柴胡的剂量问题：在《伤寒论》中，小柴胡汤主要用于解热，不限于本条的往来寒热，不限于少阳病的头痛发热，在阳明病潮热、厥阴病呕而发热及差后复热等证，均有可能用小柴胡汤。方中均用大量（八两约合 125g）柴胡。后世用柴胡解热，用量仍然较大。如东晋·葛洪《肘后备急方》柴胡用八两（合 110 ～ 125g，按《晋书》《隋书》计算），金·刘完素《伤寒直格》柴胡用二两（约合 79g，按金代砝码计算）。明清之际，有些医家柴胡用量明显减少，但王士雄《温热经纬·方论》小柴胡汤中柴胡用六钱（约合 22.38g）。吴瑭小柴胡汤中柴胡常用量为五钱（约合 18.65g，按今藏中国计量科学研究院的清乾隆钦定户部库平砝码一两重 37.3g 计算）。现代药理实验证明，柴胡的主要成分柴胡皂苷必须在大剂量时才有解热之效（《中药药理学·解表药·柴胡》）。近年临床报道用小柴胡汤解热，柴胡剂量大多在 25 ～ 125g。"

小柴胡汤方源考略

《范汪方·卷三十一》小柴胡汤：疗伤寒二三日以上至七八日不解者，可服小柴胡汤方。

小柴胡汤方

柴胡半斤　人参　甘草（炙）　黄芩　生姜各三两　半夏五合（洗）　大枣十二枚（擘）

上七味，切，以水一斗二升，煮取三升，分三服。微覆取汗，半日便差，不差，更服一剂。忌羊肉、饧、海藻、菘菜。

《备急千金要方·卷三》：小柴胡汤，治妇人在蓐得风，盖四肢苦烦热，皆自发露所为。若头痛，与小柴胡汤。

小柴胡汤方

柴胡半斤　黄芩　人参　甘草各三两　生姜二两　大枣十二枚　半夏半升

上七味，㕮咀，以水一斗二升，煮取六升，去滓，服一升，日三服。

《备急千金要方·卷十》：黄龙汤，治伤寒差后，更头痛壮热，烦闷方。注：仲景名小柴胡汤。

黄龙汤方

柴胡一斤　半夏半升　黄芩三两　人参　甘草各二两　生姜四两　大枣十二枚

上七味，㕮咀，以水一斗，煮取五升，去滓，服五合，日三。不呕而渴者，去半夏，加栝楼根四两。

《辅行诀脏腑用药法要》：大阴旦汤，治凡病头目眩晕，咽中干，每喜干呕，食不下，心中烦满，胸胁支痛，往来寒热方。

大阴旦汤方

柴胡八两　人参　黄芩　生姜各三两　甘草二两（炙）　芍药四两　大枣十二枚　半夏一升（洗）

上八味，以水一斗二升，煮取六升，去滓，重上火，缓缓煎之，取得三升，温服一升，日三服。

《外台秘要·卷一》引《伤寒论》小柴胡汤：伤寒四五日，身热恶风，颈项强，胁下满，手足温而渴者，小柴胡汤主之方。

小柴胡汤方

柴胡半斤　栝楼根四两　桂心三两　黄芩三两　牡蛎三两　甘草二两（炙）　干姜三两

上七味，切，以水一斗二升，煮取六升，去滓，更煎取三升，温服一升，日三服。初服微烦，温覆汗出者便愈也。忌生葱、海藻、菘菜。注:《范汪》同。仲景《伤寒论》名柴胡姜桂也。合用柴胡、人参、甘草、黄芩、半夏、生姜、大枣七味，小柴胡汤是也。《玉函》《千金翼》同。

《外台秘要·卷二》引《古今录验方》黄龙汤：疗伤寒十余日不解，往来寒热，状如温疟，渴，胸满，心腹痛方。

黄龙汤方

半夏半升（洗）　生姜三两　人参三两　柴胡半斤　黄芩三两　甘草三两（炙）　大枣十二枚（擘）

上七味，切，以水一斗二升，煮取六升，去滓，更煎服三升，温服一升，日三服。不呕而渴，去半夏，加栝楼根四两，服如前。忌羊肉、饧、海藻、菘菜等物。注：此本张仲景《伤寒论》方。

《外台秘要·卷三》引《肘后方》小柴胡汤：疗（天行）二三日以上至七八日不解者，可服小柴胡汤方。

小柴胡汤方

柴胡八两　人参三两　甘草三两（炙）　黄芩三两　生姜三两　半夏半升（洗）　大枣十二枚

上七味，切，以水一斗二升，煮取六升，去滓，更煎取三升，分三服。微覆取汗，半日便差。如不除，更服一剂。忌海藻、菘菜、羊肉、饧。注:《范汪》《张文仲》同。此张仲景《伤寒论》方。

《外台秘要·卷一》引《崔氏方》小前胡汤：疗伤寒六七日不解，寒热往来，胸胁苦满，默默不欲饮食，心烦喜呕，寒疝腹痛方。注：胡洽云：出张仲景。

小前胡汤方

前胡八两　半夏半升（洗）　生姜五两　黄芩　人参　甘草（炙）各三两　干枣十二枚（擘）

上七味，切，以水一斗，煮取三升，分四服。忌羊肉、饧、海藻、菘菜。注:《古今录验》同。张仲景用柴胡不用前胡。今详此方治寒疝腹痛，恐性凉耳。合用仲景柴胡桂姜汤。今崔氏用之，未知其可也。

《千金翼方·卷十》：呕而发热，小柴胡汤主之。

小柴胡汤方

柴胡八两　黄芩　人参　甘草（炙）　生姜（切）各三两　半夏半升（洗）　大枣十二枚（擘）

上七味，以水一斗二升，煮取六升，去滓，再煎，温服一升，日三。若胸中烦，不呕者，去半夏、人参，加栝楼实一枚；渴者，去半夏，加人参合前成四两半；腹中痛者，去黄芩，加芍药三两；胁下痞坚者，去大枣，加牡蛎六两；心下悸，小便不利者，去黄芩加茯苓四两；不渴，外有微热者，去人参，加桂三两，温覆，微发其汗；咳者，去人参、大枣、生姜，加五味子半升、干姜二两。

《金匮玉函经·卷四》小柴胡汤：呕而发热者，小柴胡汤主之。

小柴胡汤方

柴胡半斤　黄芩　人参　甘草　生姜各三两　半夏半升　大枣十二枚

上七味，㕮咀，以水一斗二升，煮取六升，去滓，再煮取三升，温服一升，日三。若胸中烦，不呕者，去半夏、人参，加栝楼实一枚；若渴者，去半夏，加人参，合前成四两半，栝楼根四两；若腹中痛者，去黄芩，加芍药三两；若胁下痞坚者，去大枣，加牡蛎四两；若心下悸，小便不利者，去黄芩，加茯苓四两；若不渴，外有微热者，去人参，加桂三两，温覆微发其汗；若咳者，去人参、大枣、生姜，加五味子半升，干姜二两。

小柴胡汤，始源于《肘后备急方》。在《千金翼方》之前，小柴胡汤之方名及药味组成，尚不稳定，故有黄龙汤、大阴旦汤、小前胡汤等方名。

99(97).血弱气尽，腠理开，邪气因入，与正气相抟，结于胁下，正邪分争，往来寒热，休作有时，嘿嘿不欲饮食，脏腑相连，其痛必下，邪高痛下，故使呕也，小柴胡汤主之。服柴胡汤已，渴者，属阳明，以法治之。

其痛必下 痛，“病”义，指病邪。《说文·疒部》：“痛，病也。”下，“侵入”义。《穆天子传·卷六》中“丧下”，郭璞注：“下，谓入土。”

邪高痛下 高，病位在上。下，在此引为“甚”义。《周礼·春官·典同》中“下声”，郑玄注：“下，大也。”“大”可引为“重”“甚”义。邪高痛下，即邪高痛甚。

渴 太阳、阳明均有渴症。小柴胡汤治太阳之渴（见101条）。服小柴胡汤后渴不止，当按阳明之渴治疗，白虎汤之类。

100（98）. 得病六七日，脉迟浮弱，恶风寒，手足温，医二三下之，不能食，而胁下满痛，面目及身黄，颈项强，小便难者，与柴胡汤，后必下重。本渴饮水而呕者，柴胡汤不中与也，食谷者哕。

手足温 当作“手足不温”。疑涉下条“手足温”而误。前文云“脉迟浮弱，恶风寒”，后文云“与柴胡汤后，必下重”。是此条与下条（101条）之“手足温而渴者，小柴胡汤主之”之小柴胡汤适应症不同。此之证，伤寒六七日，医却二三次下之，致病人脉迟虚寒，血津亏少，而不宜用小柴胡汤。故当作“手足不温”为妥。

下重 同义复词，“加重”义。下，有“大”义。引为“重”义。下重，即加重。误用小柴胡汤后，证候加重，所以说“必下重”。

本 病人。《逸周书·武顺》中“利本”，孔晁注：“本谓人也。”

食谷者哕 《医宗金鉴·订正伤寒论注》：“食谷者哕四字，衍文。”郭霭春《伤寒论校注白话解·辨太阳病脉证并治中》：“‘者哕’二字疑倒，应乙作‘哕者’。成注：‘饮水者，水停而呕；食谷者，物聚而哕，皆非小柴胡汤所宜。’据其说，则‘食谷者哕’四字，宜在‘柴胡汤不中与也’句前，《来苏集》不误，可参。”“食谷者哕”拟当在“不能食”后，例义妥。

101（99）. **伤寒四五日，身热恶风，颈项强，胁下满，手足温而渴者，小柴胡汤主之。**

强 “痛”义。

102（100）. **伤寒，阳脉涩，阴脉弦，法当腹中急痛，先与小建中汤；不差者，小柴胡汤主之。**

阳脉、阴脉 浮脉、沉脉。汪琥《伤寒论辨证广注》：“此阴阳以浮沉言。脉浮取之则涩而不流利；沉取之又强而不和缓。”

法 “理”义。《汉书·武帝纪》中“使理正之”，颜师古注：“理，法也。”

103（101）. 伤寒中风，有柴胡证，但见一证便是，不必悉具。

悉 “尽”义。《战国策·秦策一》中“悉言”，鲍彪注：“悉，详尽也。”

104（101）. 凡柴胡汤病证而下之，若柴胡证不罢者，复与柴胡汤，必蒸蒸而振，却复发热汗出而解。

蒸蒸而振 蒸蒸，身体热盛；振，躁动。《文选·王粲〈公谦诗〉》中“蒸暑”，李善注：“蒸，热气也。”《尔雅·释训》中“蒸蒸”，郭璞注：“蒸蒸，物盛兴作之貌。”《荀子·荣辱》中“而振”，杨倞注：“振，动也。”

却 “后”义。

106（103）. 太阳病，过经十余日，反二三下之，后四五日，柴胡证仍在者，先与小柴胡；呕不止，心下急，郁郁微烦者，为未解也，与大柴胡汤下之则愈。

大柴胡汤方

柴胡半斤　黄芩三两　芍药三两　半夏半升（洗）　生姜五两（切）　枳实四枚（炙）　大枣十二枚（擘）

上七味，以水一斗二升，煮取六升，去滓，再煎，温服一升，日三服。一方，加大黄二两。若不加，恐不为大柴

胡汤。

过经 “过”“经”同义复词，“经过”义。《广韵·戈韵》：“过，经也。”《小尔雅·广诂》：“经，过也。”过经十余日，即经过十多天，并不是经过某经之义。108 条“伤寒十三日过经”、127 条“太阳病过经十余日”，与此同例，均为“经过”之义。108 条之“十三日过经”，为倒置法，即“过经十三日”。37 条“太阳病十日已去”、107 条“伤寒十三日不解”、140 条“伤寒十余日”等，均不言“过经”，可佐证此“过经”，实为“经过”之义。

日·山田正珍《伤寒论集成·卷三》：“成无已解‘过经’二字云：日数过多，累经攻下。又云：伤寒十三日，再传经尽，谓之过经。又云：过太阳经，无表证。可见其唯随文为解，而不之深考。遂致此矛盾矣！方有执云：过经与坏同。其他诸家所解，大抵以再传经十二日行尽而后尚犹不解者，为过经。皆非古义也。及乎刘栋解出则曰：过经，经过也。然而倒‘经过’为‘过经’，又复古之所未有。”

反 “又”义。“反”通“及”，“及”有“又”义。《吕氏春秋·先已》中“及其天年”，毕沅新校正：“《御览七百二十一》‘及’作‘反’。”《经词衍释·卷五》：“及，亦得训为‘又’。”

下之 “下”“之”二字，均为“治”义。《荀子·成相》中“抑下鸿”，杨倞注：“下为治水，以归下也。”二三下之，即二三次治之；与大柴胡汤下之，即给予大柴胡汤治之。

心下急 急，硬满之症。日·山田正珍《伤寒说集成·卷三》："心下急，谓心下硬。"柯琴《伤寒来苏集·卷下·少阳脉证》："急者，满也。"

微烦 微，为"为"之音转。微烦，即为烦。《说文·彳部》朱骏声通训定声："微，假借为违。"《荀子·臣道》中"不为"，杨倞注："为，或作违。"

加大黄 本方当有大黄。《千金翼方·卷九》大柴胡汤方下云："一方加大黄二两。若不加，恐不名大柴胡汤。"考《肘后备急方·卷二》《范汪方·卷三十一》《千金方·卷九》《集验方·卷一》《金玉函经·卷五》《外台秘要·卷一》引《集验方》，方中均有大黄。当有大黄为是。

大柴胡汤方源考略

《肘后备急方·卷二》大柴胡汤：若有热实，得汗不解，复满痛烦躁，欲谬语者，可服大柴胡汤。

大柴胡汤方

柴胡半斤　大黄二两　黄芩三两　芍药二两　枳实十枚　半夏五两（洗之）　生姜五两　大枣十二枚

水一斗，煮取四升，当分为四服。当微利也。

《范汪方·卷三十一》大柴胡汤：疗伤寒七八日不解，默默烦闷，腹中有干粪，谵语。大柴胡汤方。

大柴胡汤方

柴胡　半夏（洗）各八两　生姜四两　知母　芍药　大黄　甘草（炙）　萎蕤各二两　一方加大黄四枚　黄芩二两

上十味，切，以水一斗，煮取三升，去滓，温服一升，日三服。忌海藻、菘菜、羊肉、饧。

《古今录验方》：大前胡汤，疗伤寒八九日不解，心腹坚满，身体疼痛，内外有热，烦呕不安方。

大前胡汤方

前胡半斤　半夏半升（洗）　生姜五两　枳实八片（炙）　芍药四两　黄芩三两　干枣十二枚（擘）

上七味，切，以水一斗，煮取三升，分四服。日三夜一服。忌羊肉、饧等物。

《备急千金要方·卷九》：大柴胡加萎蕤知母汤，治伤寒七八日不解，默默心烦，腹中有干粪，谵语方。

大柴胡加萎蕤知母汤方

柴胡半斤　黄芩　芍药各三两　半夏半升　生姜五两　大黄　甘草各一两　人参三两　萎蕤　知母各二两

上十味，㕮咀，以水一斗，煮取三升，去滓，服一升。日三。取下为效。注:《集验》用枳实四枚，不用芍药。

《千金翼方·卷九》大柴胡汤：伤寒十余日，邪气结在里，欲复往来寒热，当与大柴胡汤。伤寒发热，汗出不解，心中痞坚，呕吐下利者，大柴胡汤主之。病人表里无证，发热七八日，虽脉浮数，可下之。宜大柴胡汤。

大柴胡汤方

柴胡八两　枳实四枚（炙）　生姜五两（切）　黄芩三两　芍药三两　半夏半升（洗）　大枣十二枚（擘）

上七味，以水一斗二升，煮取六升，去滓，更煎，温服一升，日三服。一方加大黄二两，若不加，恐不名大柴胡汤。

《金匮玉函经·卷三》大柴胡汤：伤寒发热，汗出不解，心下痞坚，呕吐下利者，大柴胡汤主之。

大柴胡汤方

柴胡半斤　黄芩三两　芍药三两　半夏半升　生姜三两　枳实四枚（炙）　大枣十二枚　大黄二两

上八味，以水一斗二升，煮取六升，去滓，再煎取三升，温服一升。一方无大黄。然不加大黄，不得名大柴胡汤也。

《脉经·卷七·病可下证第七》：阳明病，发热，汗多者，急下之，属大柴胡汤。滑而数者，有宿食，当下之，属大柴胡汤。

伤寒后脉沉，沉为内实。注:《玉函》云，脉沉实，沉实者下之。下之解，属大柴胡汤。病者无表里证，发热七八日，虽脉浮数，可下之，属大柴胡汤。

《外台秘要·卷一》引《伤寒论》大柴胡汤：太阳病过经十余日，及二三下之后，四五日柴胡证仍在者，先与小柴胡汤，呕不止，心下急。注：一云呕止小安，郁郁微烦者，为未解也。可与大柴胡汤，下之即愈。

大柴胡汤方

柴胡半斤　黄芩　芍药各三两　半夏半升（水洗）大枣十三枚（擘）生姜五两　枳实四枚（炙）

上七味，切，以水一斗二升，煮至六升，去滓，更煎取三升，温服一升，日三服。一方加大黄二两。今不加大黄，恐不名为大柴胡汤也。忌羊肉、饧。兼主天行。注:《千金翼》《肘后》同。

《外台秘要·卷一》引《集验方》大柴胡汤：疗伤寒七八日不解，默默烦闷，腹中有干粪，谵语，大柴胡汤方。

大柴胡汤方

柴胡　半夏（洗）各八两　生姜四两　知母　芍药　大黄　萎蕤各二两　甘草（炙）一方加枳实四两　黄芩二两

上十味，切，以水一斗，煮取三升，去滓，温服一升，日三服。忌海藻、菘菜、羊肉、饧。注:《范汪》加人参三两，余并同。《千金》用芍药不用枳实。

《外台秘要·卷一》引《崔氏方》：大前胡汤，疗伤寒八九日不解，心腹坚满，身体疼痛，内外有热，烦呕不安方。注：胡洽云：出张仲景。

前胡半斤　半夏半升（洗）生姜五两　枳实八片（炙）芍药四两　黄芩三两　干枣十二枚

上七味，切，以水一斗，煮取三升，分四服。日三夜一。忌羊肉、饧等物。注:《古今录验》同。张仲景用柴胡不用前胡。本云加大黄二两，不加大黄，恐不名大柴胡汤。

《外台秘要·卷二》引《伤寒论》大柴胡汤：伤寒十余日，

热结在里，复往来寒热者，与大柴胡汤。

大柴胡汤方

柴胡半斤　枳实四枚（炙）　生姜五两　黄芩三两　芍药三两　半夏半升（洗）　大枣十二枚（擘）

上七味，切，以水一斗二升，煮取六升，去滓，更煎取三升，温服一升，日三服。一方加大黄二两，若不加大黄，恐不名为大柴胡汤。注:《千金翼》《古今录验》同。

《外台秘要·卷三》引《肘后方》大柴胡汤：若有热实，得汗不解，腹胀痛，烦躁，欲狂语者，可服大柴胡汤方。

大柴胡汤方

柴胡半斤　大黄二两　黄芩二两　芍药二两　枳实四枚（炙）　半夏五两（洗）　生姜五两　大枣十二枚（擘）

上八味，切，以水一斗二升，煮取六升，去滓，更煎取三升，温服一升，日三服。当微利。忌羊肉、饧。此方四首最第一，急疾须预，有幸可得药处，便不可营之，保无伤死。诸小疗以为防穷极者。

大柴胡汤，始源于《肘后备急方》。原方中有大黄，至600年后之《古今录验方》《崔氏方》时，此方已有脱大黄者，甚至将《肘后备急方》此方原本之“柴胡”，误为“前胡”。此方之煎服法，《千金翼方》及其前，无“再煎取三升”一句，至《金匮玉函经》，始有“再煎取三升”。《伤寒论》则随从《金匮玉函经》有“更煎取三升”五字。《金匮要略》此方中有大黄，说明其前身《金匮玉函要略方》采用了《千金翼方》及《金匮玉函经》此方方后之注说，方中加入了大黄。

107（104）. 伤寒十三日不解，胸胁满而呕，日晡所发潮热，已而微利。此本柴胡证，下之以不得利，今反利者，知医以丸药下之，此非其治也。潮热者，实也，先宜服小柴胡汤以解外，后以柴胡加芒硝汤主之。

所 助词，无义。

108（105）. 伤寒十三日，过经谵语者，以有热也，当以汤下之。若小便利者，大便当硬，而反下利，脉调和者，知医以丸药下之，非其治也，若自下利者，脉当微厥；今反和者，此为内实也，调胃承气汤主之。

脉当微厥 微，为“为”之音转；厥，在此引为“弱”义。下利脱津伤血，所以脉当微弱。《素问·阴阳离合论》中“厥阴”，王冰注：“厥，尽也。”《荀子·大略》中“厥也”，杨倞注：“《晏子春秋》作‘困也’。”《古书虚字集释·卷十》：“微，犹岂也。”《古书虚字集释·卷五》：“岂，犹其也。”“其，犹之也。”是“微”“之”古可通转之证。

和 与前文之“厥（弱）”对举而言。指下利脉不微弱反似正常力度之脉象。

109（106）. 太阳病不解，热结膀胱，其人如狂，血

自下，下者愈。其外不解者，尚未可攻，当先解其外。外解已，但少腹急结者，乃可攻之，宜桃核承气汤。

血自下，下者愈 两“下”字，均为“出”义。血自下，即血出。日·山田正珍《伤寒论集注·卷三》：“血下则邪热随血而解也。如太阳病脉浮紧，发热，身无汗，自血者愈，及妇人伤寒，经水适来，谵语如见鬼状者，无犯胃气及上二焦，必自愈。皆是也。”《书·五子之歌》中“不可下”，孔安国传：“下谓失分。”《广韵·马韵》：“下，去也。”《吕氏春秋·忠廉》中“出生”，高诱注：“出，犹去也。”

110（107）. 伤寒八九日，下之，胸满烦惊，小便不利，谵语，一身尽重，不可转侧者，柴胡加龙骨牡蛎汤主之。

一身尽重 重，为“痛”之音转。一身尽重，即一身尽痛。热伤筋脉，故一身尽痛，不可转侧。

112（109）. 伤寒，发热，啬啬恶寒，大渴欲饮水，其腹必满，自汗出，小便利，其病欲解，此肝乘肺也，名曰横，刺期门。

病欲解 病状解除。欲，系词，“是”义。汗出小便利，热邪泻出又无饮邪之滞，故病愈。

113（110）. 太阳病二日，反躁，凡熨其背而大汗出，大热入胃，胃中水竭，躁烦，必发谵语，十余日，振栗，自下利者，此为欲解也。故其汗从腰以下不得汗，欲小便不得，反呕，欲失溲，足下恶风，大便硬，小便当数，而反不数，及不多，大便已，头卓然而痛，其人足心必热，谷气下流故也。

反躁、反呕 两“反”字，均为“烦”之借字。反、蕃、烦古通。

欲失溲 小量或点滴失溲遗尿。“欲失溲”与前文“欲小便不得”同义。因大汗失津而致想小便而又不能或不多。

114（111）. 太阳病，中风，以火劫发汗，邪风被火热，血气流溢，失其常度。两阳相熏灼，其身发黄。阳盛则欲衄，阴虚小便难。阴阳俱虚竭，身体则枯燥，但头汗出，剂颈而还，腹满微喘，口干咽烂，或不大便，久则谵语，甚者至哕，手足躁扰，捻衣摸床。小便利者，其人可治。

火劫 用火热法阻断治疗太阳病。117 条“太阳病，以火熏之，不得汗，其人必躁”、113 条“太阳病二日，反燥，凡熨其背而大汗出”、6 条“若火熏之”、29 条“复加烧针”等，均当是火劫之类。

欲衄 鼻血，而不是将要鼻衄之义。欲，系词，是、有义。另“欲”“谷”通。“谷”有产生之义。《尔雅·释天》中“谷风”，邢疏：“谷，生也。”

微喘 微，连词，“而”义。

剂颈而还 剂，通“齐”；还，“返回”义。齐颈而还，即至颈而止。《说文·刀部》朱骏声通训定声：“剂，假借为齐。”

躁扰 扰，“动”义。躁扰，即躁动。《资治通鉴·魏纪八》中“扰动”，胡三省注：“扰动，言不安也。”

捻衣摸床 手指捏掐衣服，摸抚榻床。是具体说明前文“手足躁扰”的。

116（113）. 形作伤寒，其脉不弦紧而弱。弱者必渴，被火必谵语。弱者发热脉浮，解之当汗出愈。

弱 三个“弱”字，均疑为“热”之音转。脉弱不当“必渴”，而热证伤津则必渴。热证不能用火法治疗，所以“被火，必谵语”。热证脉浮为邪在表，故“解之当汗出愈”。

117（114）. 太阳病，以火熏之，不得汗，其人必躁。到经不解，必清血，名为火邪。

到经 到，引为“在”义。在经，指在太阳经。

清血 清为“圊”之借。圊血，指大便出血。

119（116）. 微数之脉，慎不可灸。因火为邪，则为烦逆，追虚逐实，血散脉中，火气虽微，内攻有力，焦骨伤筋，血难复也。

微数之脉，火气虽微 二个“微”字，作“浮”解。上条（118条）“脉浮热甚，而反灸之”，下条（120条）“脉浮，宜以汗解，用火灸之，邪无从出”，与此条“微数之脉，慎不可灸”正可相互佐证。否则，“微火”，反而“内攻有力，焦骨伤筋”说，自相矛盾。《诗.邶风·式微》王先谦疏：“微之为言轻贱也。”《国语·楚语》中“其浮”，韦昭注：“浮，轻也。”

120（116）. 脉浮，宜以汗解，用火灸之，邪无从出，因火而盛，病从腰以下，必重而痹，名火逆也。欲自解者，必当先烦，烦乃有汗而解，何以知之？脉浮，故知汗出解。

必重而痹 重，为“痛”之音转。

121（117）. 烧针令其汗，针处被寒，核起而赤者，必发奔豚，气从少腹上冲心者，灸其核上各一壮，与桂枝加桂汤，更加桂二两也。

烧针 《本草纲目·卷六·火针》：“火针者，《素问》所谓燔针、焠针也。汉·张仲景谓之烧针。川蜀人谓之煨针。其法：麻油满盏，以灯芯草二七茎点灯，将针频涂麻油，灯上烧，令通赤用之。”

奔豚 病气从小腹上攻心胸甚至咽喉产生的相应病症。

上冲心 邪气上攻心。

122（118）. 火逆下之，因烧针烦躁者，桂枝甘草龙骨牡蛎汤主之。

火逆 与114条之“火劫”同义。用火法治疗太阳病。逆，迎头遏制病邪。《尔雅·释言》:“逆，迎也。”

123（119）. 太阳伤寒者，加温针，必惊也。

温针 王付《伤寒杂病论大辞典》:“温针，以毫针针刺穴位后，并在针柄上裹以艾绒以点燃，使针温热以刺激穴位。”

125（121）. 太阳病吐之，但太阳病当恶寒，今反不恶寒，不欲近衣，此为吐之内烦也。

内烦 烦，在此为“热”义。内烦，即内热。《说文·页部》:“烦，热头痛也。”

126（122）. 病人脉数，数为热，当消谷引食，而反吐者，此以发汗，令阳气微，膈气虚，脉乃数也。数为客热，不能消谷，以胃中虚冷，故吐也。

引食 引，“进”义。《文选·颜延之〈北使洛〉》中“及引”，李善注：“引，犹进也。”

127（123）. 太阳病，过经十余日，心下温温欲吐，而胸中痛，大便反溏，腹微满，郁郁微烦，先此时自极吐下者，与调胃承气汤；若不尔者，不可与。但欲呕，胸中痛，微溏者，此非柴胡汤证，以呕，故知极吐下也。

过经 “经过”义。

欲吐、欲呕 均指呕吐症，并非将要呕吐之义。下文“以呕，故知极吐下也”，可证。

微满、微烦 前“微”，“之”义；后“微”，“而”义。

微溏 微，为“溦”之借，小水，喻“稀”义。溦溏，即大便稀薄。

128（124）. 太阳病六七日，表证仍在，脉微而沉，反不结胸，其人发狂者，以热在下焦，少腹当硬满；小便自利者，下血乃愈。所以然者，以太阳随经，瘀热在里故也，

抵当汤主之。

抵当汤方

水蛭（熬） 虻虫（去翅足，熬）各三十个 桃仁二十个（去皮尖） 大黄三两（酒洗）

上四味，以水五升，煮取三升，去滓，温服一升。不下，更服。

太阳随经 随，通“隧”。“隧”与“经”同义复词，均指经脉。太阳随经，即太阳经脉。《文选·王融〈三月三日曲水诗序〉》中“长隧”，吕延济注：“隧，隧道也。”《集韵·賄韵》：“隧，径也。”《荀子·非相》中“下隧”，杨倞注：“隧，读为随。”

抵当汤 钱超尘《伤寒论文献通考·抵当》：“《伤寒论》太阳中篇有抵当汤证。成无己释“抵当”之义云：血畜于下，非大毒快剂，则不能抵当其甚邪，故治蓄血曰抵当汤。后世医家多从成氏所释。柯琴《伤寒附翼》云：非得至峻之剂，不足以抵其巢穴，而当此重任矣。钱潢《伤寒溯源集》卷一：非此尖锐钻研之性，不能抵当，故曰抵当。案，凡以‘抵挡’之义释‘抵当汤’之命名含义者皆误。古水蛭名‘蛭’，又称‘至掌’。《说文》虫部云：‘蛭蝚，至掌也。’《尔雅·释虫》亦有此条。段玉裁《说文》注云：‘《本草经》：水蛭味咸，一名至掌。是名医谓即水蛭也。按，‘抵’与‘当’双声，其声母皆为‘d’；‘至’与‘掌’双声，其声母皆为‘zh’。而在先秦两汉时代，凡‘zh’音皆发‘d’（或 t）音。故‘至掌’二字古音正为‘抵当’。而‘至掌’为水蛭，‘抵当汤’中有水蛭，为方中之君药，故名该方为‘抵当’，非取义于‘抵挡’也。”

钱氏所说是。当从。梁·陶弘景《名医别录》：“水蛭，一名蚑，一名至掌。”《说文·虫部》：“蛭，虮也。”《玉篇·水邻》：“蛭，水虮。”《尔雅·释虫》：“蛭蝚，至掌。”《尔雅·释鱼》：“蛭蝚，即是水蛭也。”《说文·虫部》：“蝚，蛭蝚，至掌也。”《广雅·释诂》“抵，至也。”《说女·田部》朱骏声通训定声：“‘当’假为‘掌’。”掌，有水泽义。《释名·释水》：“水泆出所为泽曰掌。”由此则至（蛭）掌，亦水蛭之义。《仪礼·聘礼记》中“义之至也”，郑玄注：“今文至为砥。”《尔雅·释诂》中“至也”，郝懿行疏：“至，又通作砥。”《玉篇·石部》：“砥，亦作底。”《说文·手部》朱骏声通训定声：“抵，假借又为底。”至、底、抵古并通。

抵当汤方源考略

《范汪方·卷三十三》，治伤寒六七日，不大便，有瘀血方。

桃仁廿枚（熬） 大黄三两 水蛭十枚 虻虫廿枚

凡四物，捣筛子为四丸，晬服。当下血。不下，复服。

《备急千金要方·卷九》抵党汤：阳明证，其人喜忘者，必有畜血。所以然者，本有久瘀血，故令喜忘。屎虽坚，大便必黑。宜抵党汤下之。

抵党汤方

水蛭三十枚　桃仁二十三枚　虻虫二十枚　大黄三两

上四味，㕮咀，以水五升，煮取三升，去滓，服一升，不下，更服。

《医心方·卷十四》引《范汪方》：治伤寒六七日，不大便，有瘀血方。

桃仁廿枚（熬）　大黄三两　水蛭十枚　虻虫廿枚

凡四物，捣筛，为四丸。晬服，当下血。不下，更服。

《外台秘要·卷一》引《千金方》：阳明证，其人善忘，必有蓄血，所以然者，本有久瘀血，故令善忘，虽大便坚，反易，色必黑，宜抵当汤下之。

抵当汤方

水蛭（熬）三十枚　桃仁二十枚（去皮）　虻虫三十枚（去足翅，熬）　大黄三两

上四味，切，以水五升，煮取三升，分为三服。不下更服。

《千金翼方·卷九》抵当汤：太阳病六七日出，表证续在，脉微而沉，反不结胸，其人发狂者，以热在下焦，少腹坚满，小便自利者，下血乃愈。所以然者，以太阳随经，瘀热在里故也，宜下之，以抵当汤。太阳病，身黄，脉沉结，少腹坚，小

便不利者，为无血；小便自利，其人如狂者，血证谛也。抵当汤主之。

阳明证，其人喜忘，必有畜血。所以然者，本有久瘀血，故令喜忘。虽坚，大便必黑，抵当汤主之。

抵当汤方

大黄二两（破六片） 桃仁二十枚（去皮尖，熬） 虻虫（去足翅，熬） 水蛭各三十枚（熬）

上四味，以水五升，煮取三升，去滓，温服一升。不下，更服。

《金匮玉函经·卷三》抵当汤：太阳病七八日，表证仍在，其脉微沉，反不结胸，其人发狂，此热在下焦，少腹当坚而满，小便自利者，下血乃愈。所以然者，太阳随经，瘀热在里故也。

太阳病，身黄，其脉沉结，少腹坚，小便不利，为无血也。小便自利，其人如狂者，血证谛也。

阳明证，其人喜忘者，必有畜血。所以然者，本有久瘀血，故令喜忘。屎虽坚，大便反易，其色必黑。抵当汤主之。

抵当汤方

水蛭三十个（熬） 虻虫三十个（熬，去翅足） 桃仁二十个（去皮尖） 大黄三两（酒浸）

上四味，为沫，以水五升，煮取三升，去滓，温服一升。不下，再服。

《脉经·卷七·病可下证第七》：太阳病六七日，表证续在，其脉微沉，反不结胸，其发狂。此热在下焦，少腹当坚而满，小便自利者，下血乃愈。所以然者，以太阳随经，瘀在里故也。属抵当汤。

太阳病，身黄，其脉沉结，少腹坚，小便不利，为无血；小便自利，其人如狂者，血证谛，属抵当汤。

《脉经·卷九·平郁冒五崩漏下经闭不利腹中诸病证第五》：妇人经水不利，抵当汤主之。方在《伤寒》中。

康平本《伤寒论》抵当汤：太阳病六七日，表证仍在，脉微而沉，反不结胸，其人发狂者，以热在下焦，小腹当硬满，小便自利者，下血乃愈。注：所以然者，以太阳随经，瘀热在里故也。抵当汤主之。

太阳病，身黄，脉沉结，小腹硬。注：小便不利者，为无血也；小便自利，其人如狂。注：血证谛也。抵当汤主之。

阳明证，其人喜忘者，必有蓄血。注：所以然者，本有久瘀血，故令喜忘。尿虽难，大便反易，而其色必黑者，宜抵当汤下之。

抵当汤方

水蛭（熬） 虻虫各三十个（去翅足，熬） 桃仁二十个（去皮尖） 大黄二两（酒洗）

上四味，以水五升，煮取三升，去滓，温服一升。不下，更服。

宋本《伤寒论》抵当汤：太阳病六七日，表证仍在，脉微而沉，反不结胸，其人发狂者，以热在下焦，少腹当硬满，小便自利者，下血乃愈。所以然者，以太阳随经，瘀热在里故也。抵当汤主之。

太阳病，身黄，脉沉结，少腹硬，小便不利者，为无血者；小便自利，其人如狂者，血证谛也。抵当汤主之。

阳明证，其人喜忘者，必有蓄血，所以然者，本有久瘀血，故令喜忘。屎虽硬，大便反易，其色必黑者，宜抵当汤下之。

抵当汤方

水蛭（熬） 虻虫（去翅足，熬）各三十个 大黄三两（酒洗） 桃仁二十个（去皮尖及两仁者）

上四味，以水五升，煮取三升，去滓，温服一升。不下，更服。

桂林古本《伤寒杂病论·卷七》抵当汤：太阳病六七日，表证仍在，脉微而沉，反不结胸，其人发狂者，以热在下焦，少腹当硬满，小便自利者，下血乃愈。所以然者，以太阳随经，瘀热在里故也。抵当汤主之。

太阳病，身黄，脉沉结，少腹硬，小便不利者，为无血也；小便自利，其人如狂者，血证谛也。抵当汤主之。

阳明病，其人善忘者，必有蓄血。所以然者，本有久瘀血，故令善忘。屎虽硬，大便反易，其色必黑，宜抵当汤下之。

抵当汤方

水蛭三十个（熬） 虻虫三十个（去翅足，熬） 桃仁二十个（去皮尖） 大黄三两（酒洗）

上四味，以水五升，煮取三升，去滓，温服一升。不下，更服。

桂林古本《伤寒杂病论·卷十六》：妇人时腹痛，经水时行时止，止而复行者，抵当汤主之。

抵当汤方

水蛭三十个（熬） 虻虫三十个（去翅足） 桃仁三十个 大黄三两

上四味，以水五升，煮取三升，去滓，温服一升。不下，更服。

抵当汤，始源于《范汪方》。原方用于治疗伤寒病有瘀血证者。大黄酒洗或酒浸，始源于《金匮玉函经》。《金匮玉函经》大承气汤方中，大黄用“酒洗”法；调胃承气汤方中，大黄用“酒浸”法。

129（125）. 太阳病，身黄，脉沉结，少腹硬，小便不利者，为无血也。小便自利，其人如狂者，血证谛也，抵当汤主之。

谛 “是”义。《广雅·释言》“諟，是也。”《说文·采部》中“知谛”，段玉裁注:“谛，作諟。”

130（126）. 伤寒有热，少腹满，应小便不利，今反利者，为有血也，当下之，不可余药，宜抵当丸。

余 “他”义。《楚辞·九歌·云中君》中“有余”，王逸注:“余，犹他也。”

辨太阳病脉证并治下

134（131）. 病发于阳，而反下之，热入因作结胸；病发于，阴而反下之，因作痞也。所以成结胸者，以下之太早故也。

病发于阳、病发于阴 阳，指外热；阴，指内寒。

痞 滞塞不通之证。有濡、硬痞之分。如 156 条、159 条之濡痞，166 条、165 条、168 条之硬痞。

135（131）. 结胸者，项亦强，如柔痓状，下之则和，宜大陷胸丸。

大陷胸丸方

大黄半斤 葶苈子半升（熬） 芒硝半升 杏仁半升（去皮尖，熬黑）

上四味，捣筛二味，内杏仁、芒硝，合研如脂，和散。取如弹丸一枚，别捣甘遂末一钱匕，白蜜二合，水二升，煮取一升，温顿服之，一宿乃下。如不下，更服，取下为效。禁如药法。

强 “痛”义。

如柔痓状 硬满胀痛之证，好像痓病之肌肉拘急那样。痓病是肌肉拘急、牵强不舒之证。其有汗者为柔痓，无汗者为刚痓。

一钱匕 汉武帝元狩五年（公元前118年），铸“五铢”字钱币，重五铢，3.5～4g，直径2.5厘米。唐代之开元通宝钱币，替代旧五铢钱币，直径为2.2～2.6厘米。以钱币盛药，唐代以五铢钱币为准。一钱币约重1.5g。

弹丸 直径约1.5厘米之球状物。《千金方·序例》说，其当十个梧桐子大小，亦即二十个大豆之体积大小。

白蜜 即蜂蜜。

138（134）. 太阳病，脉浮而动数，浮则为风，数则为热，动则为痛，数则为虚，头痛发热，微盗汗出，而反恶寒者，表未解也。医反下之，动数变迟，膈内拒痛，胃中空虚，客气动膈，短气躁烦，心中懊憹，阳气内陷，心下因硬，则为结胸，大陷胸汤主之。若不结胸，但头汗出，余处无汗，剂颈而还，小便不利，身必发黄。

大陷胸汤方

大黄六两（去皮） 芒硝一升 甘遂一钱匕

上三味，以水六升，先煮大黄取二升，去滓，内芒硝，煮一两沸，内甘遂末，温服一升。得快利，止后服。

动数 动，在此引为“有力”之义。《论语·子张》中“动之”，朱熹集注：“动，谓鼓舞之也。”《玉篇·力部》：“力，动也。”下文“动则”“动数”，义同此。动数，即数而有力之脉。程郊倩：“动者，数而兼紧，击于指下之谓。”正有力之形容。

微盗汗出 微，连词，“而”义。

懊侬 心中烦闷，悸动不安之证。

阳气内陷 陷，“下”义。《说文·𨸏部》：“陷，高下也。”

硬 此处指硬而痛之症。

大陷胸汤 陷，“下”义，“下”即“泻”义。大陷胸汤，即大泻胸汤。泻胸中之结滞，故曰“大陷（泻）胸汤”。《说文·𨸏部》：“陷，高下也。”段玉裁注：“自高入于下，亦曰陷。”

140（136）. 伤寒十余日，热结在里，复往来寒热者，与大柴胡汤。但结胸，无大热者，此为水结在胸胁也。但头微汗出者，大陷胸汤主之。

头微汗出 微，为“之”之音转。

143（139）. 太阳病，二三日，不能卧，但欲起，心下必结，脉微弱者，此本有寒分也。反下之，若利止，必作结胸；未止者，四日复下之，此作协热利也。

寒分 分，“气”义。寒分，即寒气。《文选·谢灵运〈富春渚〉》中“昏分”，李善注：“分，犹节也。”《太平御览·卷一》引《诗·推度灾》中“八月仲节”，注：“节，犹气也。”《左传·襄公二十七年》中“楚氛甚恶”，杜预注：“氛，气也。”

协热利 协，引为“痛”义。协热利，即痛热利。《庄子·列御寇》中“孰协”，陆德明释文：“协，同也。”《尔雅·释言》：“同，痛也。”同、侗、恫并通。《墨子·经上》中“同”，孙诒让注：“《说文》作‘侗’。”《蛾述编·卷二十六》：“《诗》‘神图罔时侗’，《石经》作‘恫’。”

144（140）. **太阳病，下之，其脉促，不结胸者，此为欲解也。脉浮者，必结胸；脉紧者，必咽痛；脉弦者，必两胁拘急；脉细数者，头痛未止；脉沉紧者，必欲呕；脉沉滑者，协热利；脉浮滑者，必下血。**

欲呕 即呕。

145（141）. **病在阳，应以汗解之，反以冷水潠之，若灌之，其热被劫不得去，弥更益烦，肉上粟起，意欲饮水，反不渴者，服文蛤散；若不差者，与五苓散。**

意欲饮水 “意欲饮水”与下文“反不渴者”自相矛盾。

不渴何来“欲饮水”？意，通“抑”，引为“不”义。意欲饮水，即不欲饮水。裴学海《古书虚字集释》卷三：“意，犹或也，字通作‘抑’”“抑犹则也，字或作意。”《资治通鉴·魏纪一》中“抑怒”，胡三省注：“抑，止也。”《荀子·不苟》中“而止”，杨注：“止谓不放纵也。”

文蛤 《汤液本草》谓“能利水”，《长沙药解》：“清金利水，解渴除烦。”《本草从新》：“能除烦渴，利小便。”《本草思辨录》：“文蛤治表间湿热。”《金匮要略·消渴小便利淋病脉并治篇》文蛤散治渴欲饮水不止者，与此之不饮水不渴正相反。

146（141）. 寒实结胸，无热证者，与三物小陷胸汤，白散亦可服。

文蛤散方

文蛤五两。

上一味，为散。以沸汤和一方寸匕服，汤用五合。

白散方

桔梗三分　巴豆一分（去皮心，熬黑，研如脂）　贝母三分

上三味为散，内巴豆，更于臼中杵之，以白饮和服，强人半钱匕，羸者减之。病在膈上必吐，在膈下必利。不利，进热粥一杯；利过不止，进冷粥一杯。身热皮粟不解，欲引衣自覆，若以水潠之、洗之，益令热却不得出，当汗而不汗则烦，假令汗出已，腹中痛，与芍药三两，如上法。

三物小陷胸汤、白散 《医宗金鉴·订正伤寒论注》:“无热之下，与三物小陷胸汤，当是‘三物白散’。‘小陷胸汤’四字，必是传写之误。”

其说是。《千金翼方·卷九》作:“寒实结胸，无大热者，与三物小白散。”《金匮玉函经·卷三》同。宋·庞安时《伤寒总病论·结胸证》:“寒实结胸，无热证者，与三物白散方。小陷用者非也。”宋·朱肱《伤寒类证活人书·卷十》:“寒实结胸，无热证者，三物白散。”

白饮 即白水。

148（143）. 妇人中风，发热恶寒，经水适来，得之七八日，热除而脉迟身凉，胸胁下满，如结胸状，谵语者，此为热入血室也，当刺期门，随其实而取之。

胸胁下满 胁下有硬、满、痛之症。

150（145）. 妇人伤寒，发热，经水适来，昼日明了，暮则谵语，如见鬼状者，此为热入血室，无犯胃气及上二焦，必自愈。

无犯胃气及上二焦 无犯胃气，不用汗、吐、下之法以伤正气。清·吴谦《医宗金鉴·订正伤寒论注》:“盖禁人汗、吐、下三法，皆不可轻用。”此可用小柴胡汤及刺期门之法。宋·庞安时《伤寒总病论·卷二》无“及上二焦”四字，而径直作“无犯胃气，必自愈。”义例亦妥。疑“及上二焦”四字，本为注文，且在“必自愈”之后。后被误入正文。及，由“连及”之义可引为“包含”之义。焦，由“部”义（如三焦，即三部）可引为“者”义。及上二焦，即包含以上二者（或二条）。也就是说，此妇人三条之证，均应遵循“无犯胃气”的原则。汪琥《伤寒论辩证广注·卷七》:“无犯胃气，言不可下也；上二焦者，营卫之所出也。汗伤营血，吐伤卫分。此言三法皆不可用也。必以小柴胡汤以和解邪热。”陈自明《妇人良方·卷二》:“无犯胃气及上二焦，宜服小柴胡汤。”徐灵胎《伤寒论类方·卷一》:“无犯胃气及上二焦，必自愈。此为中焦营气之疾，汗下二法，皆非所宜。小柴胡汤，刺期门，则其治也。”

151（146）. 伤寒六七日，发热，微恶寒，支节烦疼，微呕，心下支结，外证未去者，柴胡桂枝汤主之。

发热微恶寒　微，连词，“而”义。发热微恶寒，即发热而恶寒。

支节烦疼　支，通“肢”；烦疼，同义复词，即疼痛。《韩非子·人主》中“四肢”，王先慎集解：“肢，张本作支。”《说文·页部》:“烦，热头痛也。”35条之“骨节疼痛”与此“支节烦疼”同义。

微呕　即呕。呕、咳之声。徐中舒《汉语大字典·口部》：“咯同喀，象声词，多用来咳嗽或喀东西的声音。”呕、咯、喀并通。

心下支结　支，在此作“滞”解。《文选·陈琳〈檄吴将校部曲文〉》中“之属”，旧注：“五臣本‘之’作‘支’。”《诗·陈风·墓门》中“歌以讯之”，王先谦：“鲁、韩‘之’作‘止’。”《淮南子·原道》中“地滞”，高诱注：“滞，止也。”日·山田正珍：“支（滞）结乃痞硬之轻者。”

152（147）. 伤寒五六日，已发汗而复下之，胸胁满微结，小便不利，渴而不呕，但头汗出，往来寒热，心烦者，此为未解也，柴胡桂枝干姜汤主之。

微结　而结。

渴而不呕　呕，或为“饮”之误。有水饮证，所以“渴而不饮”。丹波元坚：“不呕者，以水在胸胁中。”

153（148）. 伤寒五六日，头汗出，微恶寒，手足冷，心下满，口不欲食，大便硬，脉细者，此为阳微结，必有表，复有里也。脉沉，亦在里也。汗出，为阳微。假令纯阴结，不得复有外证，悉入在里；此为半在里半在外也。脉虽沉紧，不得为少阴病，所以然者，阴不得有汗，今头汗出，

故知非少阴也。可与小柴胡汤。设不了了者，得屎而解。

微恶寒 微，“而”义。

阳微结、阳微 二“微”字，或为“徵”之误。形近致误。徵与证同。阳微结，即阳证结；阳微，即阳证。

154（149）. 伤寒五六日，呕而发热者，柴胡汤证具，而以他药下之，柴胡证仍在者，复与柴胡汤。此虽已下之，不为逆，必蒸蒸而振，却发热汗出而解。若心下满而硬痛者，此为结胸也，大陷胸汤主之；但满而不痛者，此为痞，柴胡不中与之，宜半夏泻心汤。

半夏泻心汤方

半夏半升（洗） 黄芩 干姜 人参 甘草（炙）各三两 黄连一两 大枣十二枚（擘）

上七味，以水一斗，煮取六升，去滓，再煎取三升，温服一升，日三服。

半夏泻心汤方源考略

《医心方·卷十四》引《范汪方》黄芩汤：治伤寒五六日，呕而利者，黄芩汤方。

黄芩汤方

黄芩三两 半夏半升 人参二两 桂心二两 干姜三累

大枣十二枚

凡六物，水七升，煮得二升，分再服。

《医心方·卷六》引《深师方》泻肝汤，《僧深方》泻肝汤：治肝气实，目赤若黄，胁下急，小便难方。

泻肝汤

人参三两　生姜五两　黄芩二两　半夏一升（洗）　甘草二两　大枣十四枚

凡六物，切，水五升，煮半夏令三四沸，内药，后内姜，煎取二升，去滓，分二服。羸人三服。

《备急千金要方·卷十》泻心汤：兼治下痢不止，腹中愊坚而呕吐，肠鸣者方。

泻心汤方

半夏半升　黄芩　人参　干姜各三两　黄连一两　甘草三两　大枣十二枚

上七味，㕮咀，以水一斗，煮取六升，分服一升，日三。注：仲景名半夏泻心。《要略》用甘草泻心。

《备急千金要方·卷十三》泻心汤：治老小下痢，水谷不消，肠中雷鸣，心下痞满，干呕不安，泻心汤方。

泻心汤方

人参一两　半夏三两　黄连二两　黄芩　甘草各一两　干姜一两半　大枣十二枚

上七味，㕮咀，以水八升，煮取二升半，分三服。并治霍乱。若寒，加附子一枚；若渴，加栝楼根二两；呕加橘皮一两；痛加当归一两；客热，以生姜代干姜。

《千金翼方·卷九》半夏泻心汤：心下但满而不痛者，此为痞。半夏泻心汤主之。

半夏泻心汤方

半夏半升（洗） 黄芩 干姜 人参 甘草各三两（炙） 黄连一两 大枣十二枚（擘）

上七味，以水一斗，煮取六升，去滓，温服一升，日三服。

《金匮玉函经·卷三》半夏泻心汤：但满而不痛者，此为痞，柴胡不复中与也，半夏泻心汤主之。

半夏泻心汤方

半夏半升 黄芩 干姜 甘草（炙） 人参各三两 黄连一两 大枣十六枚。

上七味，以水一斗，煮取六升，去滓，再煮取三升，温服一升，日三服。

《外台秘要·卷三》引《伤寒论》半夏泻心汤：但满而不痛者，此为痞，柴胡不中与之也。宜半夏泻心汤主之方。

半夏泻心汤方

半夏半升（洗） 干姜三两 人参三两 甘草三两（炙） 黄连一两 大枣十二枚（擘） 黄芩三两

上七味，切，以水一斗，煮取六升，去滓，温服一升，日三。若须大陷胸汤，服者如前法。忌羊肉、饧、海藻、菘菜、猪肉、冷水等。注:《千金翼》同。一方半夏五两。

《外台秘要·卷六》引《删繁方》半夏泻心汤：疗上焦虚寒，肠鸣下利，心下痞坚，半夏泻心汤方。

半夏泻心汤方

半夏五两（洗） 黄芩三两 甘草三两（炙） 人参三两 干姜三两 黄连一两 桂心三两

上七味，以水九升，煮取三升，去滓，分三服。忌海藻、菘菜、汤、羊肉、生葱、猪肉、冷水。注：此仲景半夏泻心汤，本无桂心，有大枣十二枚。

康治本《伤寒论》半夏泻心汤：太阳病，发汗而复下之后，心下满硬痛者，为结胸，但满而不痛者，为痞。半夏泻心汤主之。

半夏泻心汤方

半夏半升（洗） 黄连三两 黄芩三两 人参三两 干姜三两 甘草三两（炙） 大枣十二枚

上七味，以水一斗，煮取六升，去滓，再煎取三升，温服一升，日三服。

《脉经·卷七·病发汗吐下以后证第八》：若心下满而坚痛者，此为结胸，属大陷胸汤；若但满而不痛者，此为痞，柴胡复不中与也。属半夏泻心汤。

半夏泻心汤，始源于《范汪方》，原方名“黄芩汤”。方中无黄连、甘草，有桂心。用于治疗伤寒病呕而利之证。《千金翼方》之前，此方无再煎煮之说。至《金匮玉函经》，始有“再煮取三升”之说。

156（151）. 脉浮而紧，而复下之，紧反入里，则作痞，按之自濡，但气痞耳。

紧反入里 紧，为“今”之音转，“现在”之义。“紧”“近”古声同，故可通转。

按之自濡 自，助词，无义或当“其”义。《助字辨略·卷四》:“自余，犹云‘其余’。此‘自’字，亦语之助也。”159条只云“按之濡”，并无“自”字。

157（152）. 太阳中风，下利呕逆，表解者，乃可攻之。其人漐漐汗出，发作有时，头痛，心下痞硬满，引胁下痛，干呕短气，汗出不恶寒者，此表解里未和也，十枣汤主之。

十枣汤方

芫花（熬） 甘遂 大戟

上三味，等分，各别捣为散。以水一升半，先煮大枣肥者十枚，取八合，去滓，内药末。强人服一钱匕，羸人服半钱，温服之，平旦服。若下少，病不除者，明日更服，加半钱。得快下利后，糜粥自养。

干呕短气 呕，指咳声。干呕，即干咳。

十枣汤 日·山田正珍《伤寒考》："'朱雀'，是'十枣'之别称。"所以谓之朱雀者，以大枣之赤也。

十枣汤方源考略

《备急千金要方·卷十八》十枣汤：夫有支饮家，咳烦胸中痛者，不卒死。至一百日，一岁，可与十枣汤方。咳而引胁下痛者，亦十枣汤主之。

十枣汤方

甘遂 大戟 芫花各等份

上三味，捣为末，以水一升五合，煮大枣十枚，取八合，去滓，内药末。强人一钱匕，羸人半钱。顿服之。平旦服而不下者，明旦更加药半钱。下后自补养。

干枣汤，主肿及支满澼饮方。

干枣汤方

芫花 荛花各半两 甘草 大戟 甘遂 大黄 黄芩各一两 大枣十枚

上八味，㕮咀，以水五升，煮取一升六合，分四服，空心服，以快下为度。

《外台秘要·卷八》引《千金方》十枣汤：疗悬饮十枣汤方。

十枣汤方

芫花 甘遂 大戟

上三味，等份，捣筛，以水一升五合，煮大枣十枚，取八合，绞去滓，内药末。强人取一钱匕，羸人半钱匕，顿服之。平旦不下者，益药半钱。下后以糜粥自养。注：此本仲景《伤寒论》方。

《外台秘要·卷八》引《深师方》朱雀汤:《深师》朱雀汤，疗久病癖饮，停痰不消，在胸膈上液液，时头眩痛，苦挛，眼睛身体手足十指甲尽黄。亦疗胁下支满饮，辄引胁下痛方。

朱雀汤方

甘遂　芫花各一分　大戟三分

上三味，为散，以大枣十二枚，擘破，以水六升，先煎枣取二升，内药三方寸匕，更煎取一升一合，分再服。以吐下为知。未知重服。甚良无比。

《外台秘要·卷九》引《千金方》十枣汤：咳家，其人脉弦为有水，可与十枣汤下之。不能卧坐者，阴不受邪故也。又夫有支饮家，咳烦胸中痛者，不卒死。至一百日，一岁。与十枣汤方。

十枣汤方

芫花　甘遂　大戟（并熬）等份

上三味，捣下筛，以水一升五合，煮大枣十枚，取八合，绞去滓，内药末。强人取重一钱，羸人半钱匕，顿服之。平旦服而不下者，明旦更益药半钱。下后自补养。注:《古今录验》

同。此方仲景《伤寒论》方。

康治本《伤寒论》十枣汤：太阳中风，下利呕逆，发作有时，头痛，心下痞硬满，引胁下痛，干呕短气，汗不出恶寒者，表解里未知也。十枣汤主之。

大枣十枚（擘） 芫花（熬，末） 甘遂（末） 大戟（末）

上四味，以水一升半，先煮大枣，取一升，去滓，内诸药末，等份，一两，温服之。

《千金翼方·卷九》十枣汤：太阳中风，吐下呕逆，表解乃可攻之。其人漐漐汗出，发作有时，头痛，心下痞坚满，引胁下，呕即短气，此为表解里未知，十枣汤主之。

十枣汤方

芫花熬 甘遂 大戟各等份

上三味，捣为散，以水一升五合，先煮大枣十枚，取八合，去枣，强人内药末一钱匕，羸人半钱匕。温服。平旦服。若下少不利者，明旦更服加半钱，得快下，糜粥自养。

《脉经·卷七·病可下证第七》：太阳中风，下利呕逆，表解，乃可攻之。其人汗出，发作有时，头痛，心下痞坚，满引胁下痛，呕即短气，汗出，不恶寒，此为表解里未和，属十枣汤。

十枣汤，始源于《深师方》，原方名朱雀汤。原方药物用量大戟为三份，甘遂、花各一份，大枣用十二枚。至《备急千金要方》，方名易为十枣汤，甘遂、大戟、芫花用量为等份，大枣十枚。《伤寒论》方名及药物组成、用量等，均同《备急千金要方》。

158（153）. 太阳病，医发汗，遂发热恶寒，因复下之，心下痞。表里俱虚，阴阳气并竭，无阳则阴独，复加烧针，因胸烦，面色青黄，肤瞤者，难治；今色微黄，手足温者易愈。

肤瞤 瞤，通“润”。肤润，皮肤湿润有汗。此为亡阳之汗。

色微黄 微，当为“徽”。徽黄，“亮黄”义。《墨子·号令》中“微职”，孙诒让：“《周礼》司常郑注作‘徽职’。”《通典·卷五十五》中“徽号”，杜佑注：“徽，章也。”《左传·襄公二十七年》中“无章”，孔颖达疏：“章，明也。”

160（155）. 心下痞，而复恶寒汗出者，附子泻心汤主之。

附子泻心汤方

大黄二两　黄连一两　黄芩一两　附子一枚（炮，去皮，破，别煮取汁）

上四味，切三味，以麻沸汤二升渍之，须臾，绞去滓，内附子汁，分温再服。

心下 此处“心下”，指胃而不是指心脏。162 条“胃中不和，心下痞硬”、163 条“胃中虚，客气上逆，故使硬也”可证。心，有“中”之义。胃居腹中脏腑之中，因此“心下”与

“胃”成了互文同义之词。《易·复·彖传》中“之心”，惠栋述：“心，犹中也。”

复 此处“复”，为“除”义，引为“无”义。而复恶寒汗出者，即而无恶寒汗出者，亦即而不恶寒汗出者。不恶寒汗出，即无表证。此为热痞之里证而无恶寒汗出之表证，所以用大黄、黄连、黄芩清热泻痞。《资治通鉴·梁纪》中“百姓复租役三年”，胡三省注：“复，除也。”《素问·奇病论》中“除陈气”，王冰注：“除，谓去也。”《后汉书·梁鸿传》中“去失”，李贤注：“去，亡也。”《尔雅·释言》中“无也”，邵晋涵正义：“亡与无古通用”。是“复”可引为“无”义。

附子 本方用附子，并不是用其温表阳或温里阳之义，而是取其散结通痞之功效。正如李中梓所说“寒热互用，攻补兼施而不悖”。附子本有散结通痞之功效。《神农本草经》谓其有“破癥坚积聚”之功效；清·姚球《本草经解·草部上·附子》：“附子热可软坚，辛可散结，温可行滞。”附子与大黄、黄连、黄芩合用，可以更好地治疗热痞心下滞结之证。

泻心汤 心，指胃，泻，“消除”义。消除胃中痞阻积滞，所以叫做“泻心汤”。《管子·白心》尹知章注：“泻，犹除也。”

161（156）．本以下之，故心下痞，与泻心汤。痞不解，其人渴而口燥烦，小便不利者，五苓散主之。一方云，忍之一日乃愈。

本以 以，“因”义。裴学海《古书虚字集释·卷一》：“以，因也。”

162（157）. 伤寒，汗出解之后，胃中不和，心下痞硬，干噫食臭，胁下有水气，腹中雷鸣下利者，生姜泻心汤主之。

干噫食臭 噫，打饱膈。《说文·口部》：“噫，饱出息也。”臭，气。《后汉书·列女传》中“其臭如兰”，李贤注：“古人谓气为臭也。”

163（158）. 伤寒中风，医反下之，其人下利日数十行，谷不化，腹中雷鸣，心下痞硬而满，干呕，心烦不得安。医见心下痞，谓病不尽，复下之，其痞益甚。此非结热，但以胃中虚，客气上逆，故使硬也，甘草泻心汤主之。

甘草泻心汤方

甘草四两（炙） 黄芩三两 干姜三两 半夏半升（洗） 大枣十二枚（擘） 黄连一两

上六味，以水一斗，煮取六升，去滓，再煎取三升，温服一升，日三服。

客气上逆 客气，邪气。逆，滞义。《素问·通评虚实论》中“实而逆”，王冰注：“逆，谓濇也。”《希麟音义·卷八》注引《字书》:“涩，塞不通也。”濇、涩同。

甘草泻心汤 方中当有人参。宋本《伤寒论》林亿按:“上生姜泻心汤法，本云理中人参黄芩汤。今详泻心以疗痞。痞气因阴而生，是半夏、生姜、甘草泻心三方，其方必各有人参。今甘草泻心汤中无者，脱落之也。又按《千金》并《外台秘要》治伤寒𧏾食，用此方，皆有人参。知脱落无疑。”《千金方·卷九》甘草泻心汤方后注:“加人参三两乃是。”《千金翼方·卷九》甘草心汤条云:“一方有人参三两。”《外台秘要.卷二》引《伤寒论》泻心汤（甘草泻心汤）有“人参三两”。

甘草泻心汤方源考略

《诸病源候论·卷八·伤寒狐惑候》:夫狐、惑二病者，是喉、阴之为病也。初得状如伤寒，或因伤寒而变成斯病。其状默默欲眠，目挛不得卧，卧起不安。虫食于喉咽为惑；食于阴肛为狐。恶饮食，不欲闻食臭。其人面目翕赤、翕黑、翕白。食于上部，其声嗄；食于下部，其咽干。此皆由湿毒气所为也。

《备急千金要方·卷九》甘草泻心汤：伤寒中风，医反下之，其人下痢，日数十行，谷不化，腹中雷鸣，心下痞坚结满，干呕，心烦，不能得安。师见心下痞，谓病不尽，复下之，其痞益甚。此非结热，但以胃中虚，客气上逆使之然也。宜甘草泻心汤方。

甘草泻心汤方

甘草四两　黄芩　干姜各二两　黄连一两　半夏半升　大枣十二枚

上六味，㕮咀，以水一斗，煮取六升，去滓，分服一升，日三。注：加人参三两乃是。

《备急千金要方·卷十》泻心汤：论曰：狐惑之病，其气如伤寒，嘿嘿欲眠，目不得闭，起卧不安。其毒在喉咽为惑病，在阴肛者为狐病。狐、惑之病，并恶食饮，不欲闻食臭，其面目翕赤、翕白、翕黑。毒食于上者则声喝也，注：一作嗄。毒食于下部者，则干咽也。此由温毒气所为。食于上者，泻心汤主之；食于下者，苦参汤淹洗之；食于肛外者，熏之，并用雄黄三片，稍置瓦缸中，炭火烧向肛，熏之。并服汤也。其病形不可攻，不可灸。因火灾为邪，血散脉中，伤脉尚可，伤脏则剧，井输益肿，黄汁出经合，外烂肉腐为痈脓。此为火疽，医所伤也。夫脉数者不可灸，因火为邪，即为烦；因虚逐实，血走脉中，火气虽微，内攻有力，焦骨伤筋，血难复也，应在泻心。泻心汤，兼治下痢不止，腹中愊坚而呕吐，肠鸣者方。

泻心汤方

半夏半升　黄芩　人参　干姜各三两　黄连一两　甘草三两　大枣十二枚

上七味，㕮咀，以水一斗，煮取六升，分服一升，日三。注：仲景名半夏泻心，《要略》用甘草泻心。

《千金翼方·卷九》甘草泻心汤：伤寒中风，医反下之，其人下利，日数十行，谷不化，腹中雷鸣，心下痞坚而满，干呕而烦，不能得安。医见心下痞，谓病不尽，复重下之，其痞益甚。此非结热，但胃中虚，客气上逆，故使之坚。甘草泻心汤主之。

甘草泻心汤方

甘草四两（炙） 黄芩 干姜各三两 黄连一两 半夏半升（洗） 大枣十二枚（擘） 一方有人参三两

上六味，以水一斗，煮取六升，去滓，温服一升，日三服。

《金匮玉函经·卷三》甘草泻心汤：伤寒中风，医反下之，其人下利，日数十行，谷不化，腹中雷鸣，心下痞坚而满，干呕而烦，不得安。医见心下痞，谓病不尽，复下之，其痞益甚。此非结热，但胃中虚，客气上逆，故使之坚。甘草泻心汤主之。

甘草泻心汤方

甘草四两 黄芩三两 干姜三两 半夏半升 黄连一两 大枣十二枚

上六味，以水一斗，煮取六升，去滓，再煎取三升，温服一升，日三服。

《脉经·卷八·平阳毒阴毒百合狐惑脉证第三》：狐惑为病，其状如伤寒，默默欲眠，目不得闭，卧起不安。蚀于喉，为惑；蚀于阴，为狐。狐、惑之病，并不欲饮食，闻食臭，其面目乍赤、乍白、乍黑。其毒蚀上部，则声喝；其毒蚀下部者，则咽干。蚀于上部，泻心汤主之；蚀于下部，苦参汤淹洗之；蚀于肛者，雄黄熏之。注：喝，一作嗄。

《脉经·卷七·病发汗吐下以后证第八》：伤寒，中风，医反下之，其人下利日数十行，谷不化，腹中雷鸣，心下痞坚而满，干呕而烦，不能得安。医见心下痞，为病不尽，复重下之，其痞益甚，此非结热，但胃中虚，客气上逆，故使之坚，属甘草泻心汤。

《外台秘要·卷二》引《千金翼方》甘草泻心汤：伤寒中风，医反下之，其人下利日数十行，谷不化，腹中雷鸣，心下痞坚而满，干呕心烦，不能得安。医见心下痞，以为病不尽，复重下之，其痞益甚。此非结热，但以胃中虚，客气上逆，故使之坚耳。甘草泻心汤主之方。

甘草泻心汤方

甘草四两（炙） 黄芩三两 大枣十二枚（擘） 黄连一两 干姜二两 半夏半升（洗去滑）

上六味，切，以水一斗，煮取六升，分六服。忌海藻、菘菜、猪肉、羊肉、饧。

《外台秘要·卷二》引《伤寒论》泻心汤：狐惑之病，其气如伤寒，嘿嘿但欲卧，目瞑不得眠，起卧不安，蚀于喉咽者为惑，蚀于阴者为狐。狐、惑之病，并恶饮食，不欲闻饮食臭，其面乍赤、乍黑、乍白。蚀于上部，其声嗄，蚀于下部其咽干。蚀于上部，泻心汤主之；蚀于下部，苦参汤淹洗之；蚀于肛外者，雄黄熏之。又泻心汤，兼疗下利不止，心中愊坚而呕，肠中鸣者方。

泻心汤方

半夏半升（洗） 黄芩三两 人参三两 干姜三两 黄连一两 甘草四两（炙） 大枣十二枚（擘）

上七味，切，以水一斗，煮取六升，分服一升，日三服。忌猪肉、冷水、菘菜、海藻、羊肉、饧。注:《千金》同。

桂林古本《伤寒杂病论·卷十三》甘草泻心汤：狐惑之为病，状如伤寒，默默欲眠，目不得闭，卧起不安。蚀于喉为惑，蚀于阴为狐。不欲饮食，恶闻食臭，其面目乍赤、乍黑、乍白。蚀于上部则声嗄，甘草泻心汤主之；蚀于下部则咽干，苦参汤洗之；蚀于肛者，雄黄熏之。

甘草泻心汤方

甘草四两（炙） 黄芩三两 干姜三两 半夏半升 黄连一两 大枣十二枚（擘）

上六味，以水一斗，煮取六升，去滓，再煎取三升，温服一升，日三服。

桂林古本《伤寒杂病论·卷八》甘草泻心汤：伤寒中风，医反下之，其人下利，日数十行，谷不化，腹中雷鸣，心下痞硬而满，干呕心烦不得安。医见心下痞，谓病不尽，复下之，其痞益甚。此非结热，但以胃中虚，客气上逆，故使硬也。甘草泻心汤主之。

桂林古本《伤寒杂病论·卷五》甘草泻心汤：寒病，胸胁支满，膺背肩胛间痛，甚则喜悲，时发眩仆而不知人。此寒邪乘心也，通脉四逆汤主之；其著也，则肘外痛，臂不能伸，甘草泻心汤主之。

甘草泻心汤方

甘草四两（炙） 黄芩三两 干姜三两 半夏半升（洗） 人参三两 黄连一两 大枣十二枚。

上七味，以水一斗，煮取六升，去滓，再煎取三升，温服一升，日三服。

甘草泻心汤，源于《备急千金要方》。方中半夏，本为“半升”，《千金翼方》《金匮玉函经》《外台秘要》引《伤寒论》，桂林古本《伤寒杂病论》等，均作“半升”。《金匮要略》误作“半斤”。

165（160）. 伤寒吐下后，发汗，虚烦，脉甚微，八九日心下痞硬，胁下痛，气上冲咽喉，眩冒，经脉动惕者，久而成痿。

气上冲 邪气上攻。

经脉动惕 身体动摇，颤动之证。“动”“惕”同义复词，均为动摇之义。《吕氏春秋·谨听》中“惕于心”，毕沅新校正引王念孙：“惕，犹动也”。

痿 肌肉萎弱无力，不能行走之证。《素问·痿论》中“五脏使人痿”，王冰注：“痿，谓痿弱无以运动。”《玉篇·疒部》:“痿，不能行也。”

167（162）. 下后，不可更行桂枝汤，若汗出而喘，无大热者，可与麻黄杏子甘草石膏汤。

无大热 无，当“其”义。无大热，即其大热。《读书杂志·逸周书》中“之不”，王引之注:“之，疑当作亡。”“亡”“无”通。《经传释词·卷九》:“之，犹而也。”裴学海《古书虚字集释·卷七》:“而，犹其也。”

168（163）. 太阳病，外证未除，而数下之，遂协热而利，利下不止，心下痞硬，表里不解者，桂枝人参汤主之。

协热 协，引为“痛”义。协热，即痛热。

表里不解 “里”字当衍，去之与后“桂枝人参汤主之”例合。

171（166）. 病如桂枝证，头不痛，项不强，寸脉微浮，胸中痞硬，气上冲喉咽，不得息者，此为胸有寒也。当吐之，宜瓜蒂散。

强 “痛”义。

微浮 微，“而”义。

胸有寒 寒，为“痰”之音转。《千金方·卷九》此作“内有久痰”。《外治秘要·卷八》引《集验方》治痰僻，用瓜蒂散；《医心方·卷九》引《新录方》用瓜蒂散治痰饮，与此条用瓜蒂散治“胸有寒（痰）”，例同，可佐证。

172（167）. 病胁下素有痞，连在脐旁，痛引少腹，入阴筋者，此名脏结，死。

阴筋 即阴经，指足太阴，足少阴等阴经。

174（169）. 伤寒，无大热，口燥渴，心烦，背微恶寒者，白虎加人参汤主之。

无大热 无，连词，“而”义。

176（171）. 太阳少阳并病，心下硬，颈项强而眩者，当刺大椎、肺俞、肝俞，慎勿下之。

颈项强 “颈项痛”义。

177（172）. 太阳与少阳合病，自下利者，与黄芩汤；若呕者，黄芩加半夏生姜汤主之。

自下利 自，“其”义。《助字辨略·卷四》：“自余，犹云‘其余’。”

178（173）．伤寒，胸中有热，胃中有邪气，腹中痛，欲呕吐者，黄连汤主之。

邪气 寒气。《医宗金鉴·订正伤寒论注》：“胃中有寒，邪气内攻也。此热邪在胸，寒邪在胃也。”

179（174）．伤寒八九日，风湿相抟，身体疼烦，不能自转侧，不呕，不渴，脉浮虚而涩者，桂枝附子汤主之。若其人大便硬，小便自利者，去桂加白术汤主之。

疼烦 “疼烦”同义，“疼痛”义。《圣惠方》“身体疼烦”正作“身体疼痛”，可证。

自利 下利。

180（175）．风湿相抟，骨节疼烦，掣痛不得屈伸，近之则痛剧，汗出短气，小便不利，恶风不欲去衣，或身微肿者，甘草附子汤主之。

疼烦 “疼痛”义。

近之 近，在此引为“动”义。《广韵·隐韵》：“近，迫也。”《淮南子·精神》中“迫而动”，高诱注：“迫，切也。”《后汉书·宝融传》中“切切”，李贤注：“切切，犹勤勤也。”《大戴礼记·诰志》中“动能”，王聘珍注：“动，勤动也。”

微肿 即肿。微，在此当“之”义。

181（176）. 伤寒，脉浮滑，此以表有热，里有寒，白虎汤主之。

白虎汤方

知母六两 石膏一斤（碎） 甘草二两（炙） 粳米六合

上四味，以水一斗，煮米熟汤成，去滓，温服一升，日三服。

里有寒 寒，为“热”之误。350条：“伤寒，脉滑而厥者，里有热，白虎汤主之。”可证。宋本《伤寒论》林亿按：“前篇云：‘热结在里，表里俱热者，白虎汤主之。’又云‘其表不解，不可与白虎汤。’此云‘脉浮滑，表有热，里有寒者’，必表里字差矣。”

白虎汤 柯琴《伤寒来苏集·白虎汤证》：“白虎为西方金神，用以名汤者，秋金得令，而炎暑自解。”杜甫《奉酬薛十二丈判官见赠》中“空中右白虎”，仇兆鳌注：“白虎，西方之宿。”日·山田正珍《伤寒考》：“所以谓之白虎者，以石膏之白也。”

182（177）. 伤寒，脉结代，心动悸，炙甘草汤主之。

心动悸 悸，俗称“心慌”。《说文·心部》：“悸，心动也。”

183（178）. 脉按之来缓，时一止复来者，名曰结。又脉来动而中止，更来小数，中有还者反动，名曰结，阴也。脉来动而中止，不能自还，因而复动者，名曰代，阴也。得此脉者，必难治。

时 偶尔。

小数 小，稍微；数，频繁。《盐铁论·本议》中“数为”，张之象注：“数，频也。”

中有还者反动 还，恢复。《荀子·王霸》中“还起”，杨惊注：“还，复也。”中有还，即其中有恢复者。

反 重新。《论语·述而》中“反之”，皇侃注：“反，重也。”《左传·昭公二十二年》中“欲反”，杜预注：“反，复也。”

结阴 结，结滞。结脉是脉功缓，偶尔一止，马上能恢复的一种脉象。结阴脉，是脉动停止的情况稍微频繁，脉止后也能恢复正常跳动的一种脉象。结阴，本当为“结脉”。古人将不同的脉象总体划分为阴阳二类。结脉的属性为阴。此则将脉象名称与其阴阳属性合并成名。《千金翼方·卷二十五》：“脉来动而中止，按之小数，中能还者，举指则动，名曰结。结，阴也，不死；脉动而止，不能自还，因而复动，名曰代。代，阴也，代者死。”

不能自还 不能马上恢复。自，助词，无义。

代阴 此“代阴”之脉象，是病情较重的一种脉象。跳动不但中止频繁，而且停止跳动的时间较长。代，停止。《素问·三部九候论》“其脉代而钩”王冰注：“代，止也。”

辨阳明病脉证并治

184（179）. 问曰：病有太阳阳明，有正阳阳明，有少阳阳明，何谓也？答曰：太阳阳明者，脾约是也；正阳阳明者，胃家实是也；少阳阳明者，发汗利小便已，胃中燥烦实，大便难是也。

脾约　约，“结”义。脾约，即大便秘结之证。《荀子·非十二子》中“闭约”，杨倞注：“约，结也。”“胃家实”“大便难”均指大便燥结之证，而成因不同。

186（181）. 问曰：何缘得阳明病？答曰：太阳病，若发汗，若下，若利小便，此亡津液，胃中干燥，因转属阳明。不更衣，内实，大便难者，此名阳明也。

更衣　黄生《义府·卷下》：“古时入厕名更衣。”

188（183）. 问曰：病有得之一日，不发热而恶寒者，何也？答曰：虽得之一日，恶寒将自罢，即汗出而恶热也。

自罢　罢，停止。

189（184）. 问曰：恶寒何故自罢？答曰：阳明居中，主土也，万物所归，无所复传，始虽恶寒，二日自止，此为阳明病也。

万物　此处当指水谷食物。

无所复传　因燥屎内结，传导失常，所以不能正常传导。

192（187）. 伤寒，脉浮而缓，手足自温者，是为系在太阴。太阴者，身当发黄；若小便自利者，不能发黄。至七八日，大便硬者，为阳明病也。

自温　“温”义。

系　“留”义。《慧琳音义·卷十四》注：“系，留滞也。”

193（188）. 伤寒转系阳明者，其人濈然微汗出也。

系　“留”义。

194（189）. 阳明中风，口苦咽干，腹满微喘，发热恶寒，脉浮而紧，若下之，则腹满，小便难也。

微喘　微，连词，“而”义。

196（191）. 阳明病，若中寒者，不能食，小便不利，手足濈然汗出，此欲作固瘕，必大便初硬后溏。所以然者，以胃中冷，水谷不别故也。

固瘕 大便干稀并见之证。固，大便干。《玉篇·口部》："坚，固也。"瘕，大便稀薄。《素问·骨空论》中"瘕聚"，张志聪注："瘕者，假血液而时下汁沫。"

197（192）. 阳明病，初欲食，小便反不利，大便自调，其人骨节疼，翕翕如有热状，奄然发狂，濈然汗出而解者，此水不胜谷气，与汗共并，脉紧则愈。

自调 和，正常。《庄子·天运》中"调之"，成玄英疏："调，和也。"

狂 "躁"义。《集韵·阳韵》："狂，一曰躁。"

水不胜谷气，与汗共并 水，小便不利之症。谷气，胃气，指大便调和之胃气正常。小便不利，大便正常，所以说"水不胜谷气"。与汗共并，"共并"同义复词，"同"义。水邪、表邪与汗同出，故后文云："脉紧（去）则愈。"

脉紧则愈 森立之《伤寒论考注·卷十八》："愚今校正当云：'脉紧去则愈。'"

199（194）. 阳明病，不能食，攻其热必哕，所以然者，胃中虚冷故也。以其人本虚，攻其热必哕。

哕 呃逆。《素问·宣明五气》中“为哕”，张志聪注：“哕，呃逆也。”

200（195）. 阳明病，脉迟，食难用饱，饱则微烦头眩，必小便难，此欲作谷瘅。虽下之，腹满如故，所以然者，脉迟故也。

微烦 微，“而”义。微烦，即而烦。

欲作 在此为“此是”义。不是将要发生之义。《尔雅·释言》:“作，为也。”《助词辨略，卷一》:“为，犹是也。”

202（197）. 阳明病，反无汗，而小便利，二三日呕而咳，手足厥者，必苦头痛。若不咳，不呕，手足不厥者，头不痛。

手足厥、手足不厥 二“厥”字，均为“冷”义，即手足发凉。《素问·金匮真言论》中“痹厥”，张志聪注:“厥者，手足逆冷也。”

203（198）. 阳明病，但头眩，不恶寒，故能食而咳，其人咽必痛；若不咳者，咽不痛。

故 助词，无义。

204（199）. 阳明病，无汗，小便不利，心中懊侬者，身必发黄。

懊侬 烦闷心悸之证。

205（200）. 阳明病，被火，额上微汗出，而小便不利者，必发黄。

微汗 即汗。微，当“之”之义。

208（203）. 阳明病，本自汗出，医更重发汗，病已差，尚微烦不了了者，此必大便硬故也。以亡津液，胃中干燥，故令大便硬。当问其小便日几行，若本小便日三四行，今日再行，故知大便不久出，今为小便数少，以津液当还入胃中，故知不久必大便也。

自汗 汗。

微烦 即烦。微，“之”义。

211（206）. 阳明病，面合色赤，不可攻之，必发热。黄者，小便不利也。

面合色赤 合，“热”义。《礼记·中庸》中“既翕”，郑玄注："翕，合也。"《文选·张衡〈思玄赋〉》中"温风翕"，刘良注："翕，热貌。"面合色赤，即面热色红。23条"面色反有热色者"，与此同例。

213（208）. 阳明病，脉迟，虽汗出，不恶寒者，其身必重，短气，腹满而喘，有潮热者，此外欲解，可攻里也。手足濈然汗出者，此大便已硬也，大承气汤主之。若汗多，微发热恶寒者，外未解也，其热不潮，未可与承气汤。若腹大满不通者，可与小承气汤，微和胃气，勿令至大泄下。

大承气汤方

大黄四两（酒洗） 厚朴半斤（炙，去皮） 枳实五枚（炙） 芒硝三合

上四味，以水一斗，先煮二物，取五升，去滓，内大黄，更煮取二升，去滓，内芒硝，更上微火一两沸。分温再服。得下，余勿服。

欲解 解除。

微发热恶寒 发热恶寒。微，"而"义。

大承气汤 承，顺、通。便结气阻，治以通便顺气为主，故云"承气"。《书·尧典》刘逢禄《今古文集解》："承，顺也。"

大承气汤方源考略

《备急千金要方·卷九》大承气汤：大承气汤，主热盛，腹中有燥屎，谵语者方。

大承气汤方

大黄四两　厚朴八两　枳实五枚　芒硝五合

上四味，㕮咀，以水一斗，先煮二物取五升，去滓，内大黄煎取二升，去滓，下芒硝，更煎一两沸，分再服。得快利止。

《外台秘要·卷三》引《必效方》大承气汤：疗天行十日以上，腹微满，谵语，或汗出而不恶寒，体重短气，腹满而喘，不大便，绕脐痛，大便乍难乍易，或见鬼者，大承气汤方。

大承气汤方

大黄四两　厚朴半斤（炙）　陈枳实五枚（炙）　芒硝三合

上四味，切，先以水一斗，煮二味取五升，去滓，内大黄，复煮取二升，去滓，内芒硝，煎令三两沸，适寒温，分再服。得下者止，不下更服之。

《千金翼方·卷十》承气汤：伤寒吐下后未解，不大便五六日至十余日，其人日晡所发潮热，不恶寒，犹如见鬼神之状，剧者发则不识人，循衣妄掇，怵惕不安，微喘直视。脉弦者生，涩者死。微者，但发热谵语，与承气汤。若下者，勿复服。

承气汤方

大黄四两　厚朴八两（炙）　枳实五枚（炙）　芒硝三合

上四味，以水一斗，先煮二味取五升；内大黄更煮取二升，去滓，内芒硝，更煎一沸，分再服。得下者止。

《金匮玉函经·卷三》大承气汤：风痉为病，胸满口噤，卧不着席，脚挛急，其人必齘齿，可与大承气汤。

伤寒吐下后不解，不大便五六日，上至十余日，日晡时发潮热，不恶寒，独语如见鬼状，若剧者；发则不识人，循衣撮空，怵惕不安，微喘直视。脉弦者生，涩者死。微者，但发热谵语者，大承气汤主之。若一服利，止后服。

大承气汤方

大黄四两（酒洗）　厚朴半斤（炙，去皮）　枳实五枚（炙）　芒硝三合

上四味，以水一斗，先煮二味，取五升；去滓，内大黄，煮取二升，去滓，内芒硝，更上微火一两沸，分温再服。得下，余勿服。

《脉经·卷八》：刚为病，胸满口噤，卧不着席，脚挛急，其人必齘齿，可与大承气汤。

《外台秘要·卷一》引《伤寒论》大承气汤：疗吐下之后，不大便五六日，至十余日，日晡所发潮热，不恶塞，独语如见鬼状。若剧者，发则不识人，循衣摸床，惕而不安，微喘，但发热谵语者，属大承气汤方。

大承气汤方

大黄四两（去皮）　陈枳实五枚（炙）　芒硝三合　厚朴

半斤

上四味，切，以水一斗，先煮二物取五升；去滓，内大黄煮取二升，去滓；内芒硝煮一二沸，分为两服。初一服便得利者，止后服，不必尽剂。注:《千金方》并《翼》同。

《备急千金要方·卷九》收载之“大承气汤”与《必效方》之“大承气汤”是早期之大承气汤。《必效方》较《备急千金要方》成书时间晚约30年，与《千金翼方》成书时间相当。《备急千金要方》中，此方芒硝用量为五合;《必效方》《千金翼方》为三合，其后之《金匮玉函经》随同《千金翼方》为三合，再后之《伤寒论》，亦为三合。《金匮要略》沿袭前人之说，芒硝用量为三合。

《金匮玉函经》《脉经》指出刚痉内实者应使用大承气汤治疗。该方此条之证治论说，均在《金匮要略》之前。

214（209）. 阳明病，潮热，大便微硬者，可与大承气汤；不硬者，不可与之。若不大便六七日，恐有燥屎，欲知之法，少与小承气汤，汤入腹中，转失气者，此有燥屎也，乃可攻之；若不转失气者，此但初头硬，后必溏，不可攻之，攻之必胀满不能食也。欲饮水者，与水则哕。其后发热者，必大便复硬而少也，以小承气汤和之。不转失气者，慎不可攻也。

微硬 即硬。微，当“之”义。后文“可与大承气汤”，知此大便硬结并非“微硬”。

215（210）. 夫实则谵语，虚则郑声。郑声者，重语也。直视谵语，喘满者死，下利者亦死。

谵语 俗称“说胡话”。《玉篇·言部》:“谵，多言也。”《素问·气交变大论》中“谵妄”，王冰注:“谵，乱语也。”

郑声 郑，疑为“擲”之音转，减弱义。实证则声音有力、胡言乱语为谵语，虚证则声音微弱而重叠不休为郑（擲）声。《慧琳言义·卷三》注:“擲，弃也。”《尔雅·释言》中“弃”，郝懿行疏:“弃，犹去也。”《管子·山至数》中“谷去”，尹知章注:“去，减也。”

216（211）. 发汗多，若重发汗者，亡其阳。谵语，脉短者死，脉自和者不死。

自和 和。

217（212）. 伤寒，若吐若下后不解，不大便五六日，上至十余日，日晡所发潮热，不恶寒，独语如见鬼状。若剧者，发则不识人，循衣摸床，惕而不安，微喘直视，脉弦者生，涩者死。微者，但发热谵语者，大承气汤主之。若一服利，则止后服。

微喘 即喘。微，通“其”。微喘，即其喘。

脉弦者生，涩者死 脉弦尚有正气，故云生；脉涩气血不足，故云死。

微者 微，“轻”义。《尔雅·释言》中“轻也”，邢昺疏：“轻，轻微也。”

221（216）. 阳明病，下血谵语者，此为热入血室，但头汗出者，刺期门，随其实而写之，濈然汗出则愈。

下血 经水适来。148 条：“妇人中风，发热恶寒，经水适来……谵语者，此为热入血室也，当刺期门，随其实而取之。”汪琥《伤寒论辨证广治·卷十九》：“此条亦当是妇人之病，邪热郁于阳明之经……刺期门，以泻经中之实，则邪热得除，而津液回复，遂然汗出而解矣。”

222（217）. 汗出谵语者，以有燥屎在胃中，此为风也。须下者，过经乃可下之。下之若早，语言必乱，以表虚里实故也。下之愈，宜大承气汤。

此为风 风，指汗出之表证。

过经 表证罢，热邪止在胃经之时。

乃 “仍”义。需要泻下之病证，过经仍然可以泻下，所以说“过经乃（仍）可下之”。裴学海《古书虚字集释·卷七》：“仍，乃也。”

224（219）. 三阳合病，腹满身重，难以转侧，口不仁，面垢，谵语，遗尿。发汗则谵语，下之则额上生汗，手足逆冷。若自汗出者，白虎汤主之。

重　“痛”之音转。

自汗　汗出。

226（221、222、223）. 阳明病，脉浮而紧，咽燥口苦，腹满而喘，发热汗出，不恶寒，反恶热，身重。若发汗则躁，心愦愦，反谵语。若加温针，必怵惕，烦躁不得眠。若下之，则胃中空虚，客气动膈，心中懊侬，舌上胎者，栀子豉汤主之。若渴欲饮水，口干舌燥者，白虎加人参汤主之。若脉浮发热，渴欲饮水，小便不利者，猪苓汤主之。

身重　身痛。

心愦愦　愦愦，“闷闷”义。《资治通鉴·魏纪九》中“愦愦”，胡三省注：“愦愦，闷闷也。”《慧琳音义·卷九》中“愦愦”，注：“愦愦，忧闷也。”

怵惕　心悸，心跳动。《书·冏命》中“怵惕”，孔颖达疏：“怵惕，是心动之名。”《吕氏春秋·谨听》中“怵惕”，毕远新校正:“愓，犹动也。”

232（229）. 阳明病，发潮热，大便溏，小便自可，胸胁满不去者，与小柴胡汤。

自可 可，调和义。自，助词，无义。

235（233）. 阳明病，自汗出，若发汗，小便自利者，此为津液内竭，虽硬不可攻之，当须自欲大便，宜蜜煎导而通之。若土瓜根及大猪胆汁，皆可为导。

蜜煎方

食蜜七合

上一味，于铜器内，微火煎，当须凝如饴状，搅之勿令焦著。欲可丸，并手捻作挺，令头锐，大如指，长二寸许。当热时急作，冷则硬。以内谷道中，以手急抱，欲大便时乃去之。疑非仲景意，已试甚良。又大猪胆一枚，泻汁，和少许法醋，以灌谷道内，如一食顷，当大便出宿食恶物，甚效。

自汗 汗。《千金翼方》“自汗出”作“汗出”，可佐证此自汗，即汗。

小便自利 自利，当作“不利”。伤津之证，不当小便利。

挺 通“梃”，一枚。《说文·手部》朱骏声通训定声：

“挺，假借又为梃。”《说文·木部》:“梃，一枚也。”

法醋 陈醋。法醋之义，注家多不解。《药徵续编》:“法醋无考，盖如法造酿之醋矣乎。成本无‘法’字。”“如法造酿”之解，义仍不确。不同原料酿造之醋，都有各自的酿造工艺及方法，难道都可以叫做“法醋”吗？此说难明法醋之区别。

金·成无己《注解伤寒论》不明“法醋”为何物，竟将“法”字删去。

梁·陶弘景《本草经集注·卷七》:“醋酒为用，逾久逾良。亦谓之醯，以有苦味，世呼苦酒。”唐·苏敬《新修本草》:“惟米醋二三年者入药。”唐·陈藏器《本草拾遗》:“药中用者，当取二三年醋良”。

唐·孙思邈《千金方·卷十五》“干姜散”中有“法曲”之名，同卷“槟榔散”中称为“陈曲”;《千金翼方·卷十五》“温脾丸”中亦有“法曲”之名；460年左右成书之《深师方》中，有“法曲”之名;560年左右成书之《删繁方》中，有“陈麦曲”之称。由此知“法”与“陈”同义。法曲，即陈曲。古人认为其药材以陈久者为良，所以有“陈曲”“法曲”之称。

《千金方·卷二十四》“治石瘿气瘿劳瘿土瘿忧瘿等方……又方，小麦面一升，特生礜石十两，海藻一两。右三味，以三年米醋渍小麦面”,《外台秘要·卷二十三》“三年米醋”径直引作“陈醋”。

《吕氏春秋·知度》高诱注:“故，法。”《管字·五行》尹知章注:“故粟，陈也。”《战国策·秦策》高诱注:“故，旧也。”《逸周书·武纪》朱右曾校释：“法，旧章也。”此“法”有“陈”义之佐证。

236（234）. 阳明病，脉迟，汗出多，微恶寒者，表未解也，可发汗，宜桂枝汤。

微恶寒 微，“而”义。微恶寒，即而恶寒。

238（236）. 阳明病，发热汗出者，此为热越，不能发黄也。但头汗出，身无汗，剂颈而还，小便不利，渴引水浆者，此为瘀热在里，身必发黄，茵陈蒿汤主之。

茵陈蒿汤方

茵陈蒿六两 栀子十四枚（擘） 大黄二两（去皮）

上三味，以水一斗二升，先煮茵陈，减六升，内二味，煮取三升，去滓，分三服。小便当利，尿如皂荚汁状，色正赤。一宿腹减，黄从小便去也。

茵陈蒿汤方源考略

《肘后备急方·卷四》：黄汗者，身体四肢微肿，胸满不得汗，汗出如黄柏汁，由大汗出，卒入水所致方。

茵陈六两

水一斗二升，煮取六升，去滓，内大黄二两，煮取三升，分为三服。

谷疸者，食毕即头眩，心怫郁不安而发黄，由失饥大食，胃气冲熏所致，治之方。

茵陈四两，水一斗，煮取六升，去滓，内大黄二两，栀子七枚，煮取二升，分三服。溺去黄汁差。

《范汪方·卷三十四》茵陈汤：治黄疸，茵陈汤方。

茵陈汤方

茵陈蒿六两　大黄二两　栀子十四枚

凡三物，水一斗二升，先煮茵陈蒿减六升，去滓，内大黄、栀子煮取三升，分三服之。

《小品方·卷六》茵陈汤：治伤寒七八日，内实瘀热结，身黄如橘，小便不利，腹微胀满，茵陈汤下之方。

茵陈汤方

茵陈六两　栀子十四枚　大黄三两　石膏一斤

上四味，㕮咀，以水一斗二升，煮茵陈，得五升，去滓，内栀子、大黄，煎取三升，分服一升，日三。小便当利，如皂荚沫状，色正赤，当腹减，黄悉从小便去也。

《备急千金要方·卷十》茵陈汤：治伤寒七八日，内实瘀热结，身黄如橘，小便不利，腹微胀满，茵陈汤下之方。

茵陈汤方

茵陈六两　栀子十四枚　大黄三两

上三味，㕮咀，以水一斗二升，煮茵陈得五升，去滓，内栀子、大黄煎取三升，分服一升，日三。小便当利，如皂荚沫状，色正赤，当腹减，黄悉随小便去也。注:《范汪》用疗谷疸，《小品方》用石膏一斤。

《医心方·卷十四》引《葛氏方》：治时行病，发黄方。

茵陈蒿六两　大黄二两　栀子十二枚

以水一斗，先煮茵陈，取五升，去滓，内二药，又煮取三升，分四服之。

《外台秘要·卷一》引《千金翼方》茵陈汤：阳明病，发热而汗出，此为热越，不能发黄也。但头汗出，其身无有，剂颈而还，小便不利，渴引水浆，此为瘀热在里，身必发黄，宜服茵陈汤方。

茵陈汤方

茵陈六两　大肥栀子十四枚（擘）　大黄二两

上三味，切，以水一斗二升，先煮茵陈减六升，去滓，内诸药，煮取三升，分三服。小便当利如皂沫状，色正赤。一宿腹减，黄从小便去。

《外台秘要·卷二》引《伤寒论》茵陈汤：疗伤寒七八日，身黄如橘子色，小便不利，腹微满者，茵陈汤主之方。

茵陈汤方

茵陈六两　肥栀子十四枚（擘）　大黄二两（去皮，酒洗，破三片）

上三味，以水一斗二升，先煮茵陈减二升，去滓，内二物煮取三升，去滓，分温三服，日三。小便当利，尿如皂荚沫状，色正赤。一宿腹减，黄从小便去。注：《张文仲》《千金》并同。

《千金翼方·卷九》茵陈汤：阳明病，发热而汗出，此为热越，不能发黄也。但头汗出，其身无有，齐颈而还，小便不利，渴引水浆，此为瘀热在里，身必发黄，茵陈汤主之。伤寒七八日，身黄如橘，小便不利，其腹微满，茵陈汤主之方。

茵陈汤方

茵陈六两　栀子十四枚（擘）　大黄二两

上三味，以水一斗二升，先煮茵陈减六升，内二味，煮取三升，去滓，分温三服。小便当利，溺如皂荚沫状，色正赤，一宿黄从小便去。

《金匮玉函经·卷三》茵陈蒿汤：阳明病，发热而汗出，此为热越，不能发黄也。但头汗出，身无汗，齐颈而还，小便不利，渴引水浆，此为瘀热在里，身必发黄，茵陈汤主之。伤寒七八日，身黄如橘子色，小便不利，少腹微满，茵陈蒿汤主之。

茵陈蒿汤方

茵陈蒿六两　栀子十四枚（擘）　大黄二两（去皮）

上二味，以水一斗，先煮茵陈减六升，内二味，煮取三升，去滓，分温三服。小便当利，尿如皂角汁状，色正赤。一宿腹减，黄从小便去也。

《脉经·卷七·病可下证第七》：阳明病，发热而汗出，此为热越，不能发黄，但头汗出，其身无有，齐颈而还，小便不利，渴引水浆，此为瘀热在里，身必发黄，属茵陈蒿汤。伤寒七八日，身黄如橘，小便不利，少腹微痛，属茵陈蒿汤。

茵陈蒿汤，始源于《肘后备急方》。彼时尚无方名。《备急千金要方》及《千金翼方》此方治证中之“身黄如橘”，《金匮玉函经》增义为“身黄如橘子色”，《伤寒论》作“身黄如橘子色”。《肘后备急方》《范汪方》《小品方》《备急千金要方》《千金翼方》等，方名均作“茵陈汤”。至《金匮玉函经》，方名始称“茵陈蒿汤”，增加了“蒿”字。

239（237）. 阳明证，其人喜忘者，必有畜血。所以然者，本有久瘀血，故令喜忘。屎虽硬，大便反易，其色必黑者，宜抵当汤下之。

忘 为“妄”之借字，妄躁、狂妄之义。其人喜忘，即其人喜妄。《韩非子·用人》中“妄意”，王先慎集解：“《解老篇》‘妄’作‘忘’。”《说文·殳部》段玉裁注：“凡气盛曰妄。”《墨子·经下》中“狂举”，孙诒让：“狂，妄也。”

244（242）. 病人小便不利，大便乍难乍易，时有微热，喘冒不能卧者，有燥屎也，宜大承气汤。

喘冒 冒，“闷”义。《素问·玉机真脏论》中“眩冒”，王冰注：“谓冒闷也。”《说文·月部》朱骏声通训定声：“冒，假借为懑。”

245（243）. 食谷欲呕，属阳明也，吴茱萸汤主之。得汤反剧者，属上焦也。

吴茱萸汤方

吴茱萸一升（洗） 人参三两 生姜六两（切） 大枣十二枚（擘）

上四味，以水七升，煮取二升，去滓，温服七合，日三服。

欲呕 “呕吐”义。并不是想呕吐的意思。《千金翼方·卷九》此“欲呕”正作“而呕”。可证。

上焦 “上热”义。《应玄音义·卷一》中“焦悸”，注：“焦，烧也。”

吴茱萸汤方源考略

《肘后备急方·卷四》：治人食毕噫醋及醋心方。

人参一两 茱萸半斤 生姜六两 大枣十二枚

水六升，煮取二升，分为再服也。

《集验方·卷三》吴茱萸汤：治食讫醋咽多噫，吴茱萸汤方。

吴茱萸汤方

吴茱萸五合 生姜三两 人参三两 大枣十二枚

上四味，切，以水六升，煮取二升，绞去滓，分为三服。每服相去十里久。

《医心方·卷九》引《葛氏方》：人食毕噫醋及醋心方。

人参二两　茱萸半升　生姜三两　大枣十二枚

水六升，煮取二升，分再服。注:《集验方》同之。

《医心方·卷九》引《医门方》：疗食噫或醋咽方。

人参二两　吴茱萸二两　生姜三两（切）　大枣十二枚

以水六升，煮取二升，去滓，分温二服。

《医心方·卷九》引《深师方》茱萸汤：治干呕，吐涎沫，烦心，头痛者。

茱萸汤方

茱萸半斤　大枣十枚　人参三两　生姜六两

凡四物，以水六升，煮取二升五合，日三服。

《备急千金要方·卷十六》：治噫醋咽方。

吴茱萸半斤　生姜三两　人参二两　大枣十二枚

上四味，㕮咀，以水六升，煮取二升，先食服一升，日再。

《千金翼方·卷九》茱萸汤：食谷而呕者，属阳明，茱萸汤主之方。

茱萸汤方

吴茱萸一升　人参三两　生姜六两（切）　大枣十二枚（擘）

上四味，以水七升，煮取二升，去滓，温服七合，日三服。得汤反剧者，属上焦也。

《金匮玉函经·卷三》吴茱萸汤：食谷欲呕者，属阳明，吴茱萸汤主之。得汤反剧者，属上焦。

吴茱萸汤方

吴茱萸一升（洗） 人参三两 生姜六两 大枣十二枚

上四味，以水七升，煮取二升，去滓，温服七合，日三服。

《外台秘要·卷二》引《千金翼方》茱萸汤：干呕吐涎沫而头痛，茱萸汤主之方。

茱萸汤方

吴茱萸一升（炒） 大枣十二枚（擘） 生姜六两（切） 人参三两（细剉）

上四味，以水五升，煮取二升，去滓，分服七合，日三。注：此本张仲景《伤寒论》方。

《外台秘要·卷六》引《延年秘录》吴茱萸汤：疗食讫醋咽多噫。吴茱萸汤方。

吴茱萸汤方

吴茱萸五合 生姜三两 人参二两 大枣十二枚

上四味，切，以水六升，煮取二升，绞去滓，分为三服。每服相去十里久。注：《肘后》《集验》《文仲》《备急》《千金》并同。

此方始源于《肘后备急方》。彼时此方尚无方名。《医心方》引《葛氏方》，亦无方名。《深师方》名“茱萸汤”，《集验方》名“吴茱萸汤”。方中药物组成，诸家多相同，但方中药物用量，却不尽相同。

249（247）. 趺阳脉浮而涩，浮则胃气强，涩则小便数，浮涩相抟，大便则硬，其脾为约，麻子仁丸主之。

麻子仁丸方

麻子仁二升　芍药半斤　枳实半斤（炙）　大黄一斤（去皮）　厚朴一尺（炙，去皮）　杏仁一升（去皮尖，熬，别作脂）

上六味，蜜和丸，如梧桐子大，饮服十丸，日三服。渐加，以知为度。

约　“结”义。

厚朴一尺　《金匮玉函经·卷八》作“厚朴一斤”。与芍药、枳实各半斤，大黄一斤之例合。

252（250）. 太阳病，若吐若下若发汗后，微烦，小便数，大便因硬者，与小承气汤和之愈。

微烦　微，“而”义。

254（252）. 伤寒六七日，目中不了了，睛不和，无表里证，大便难，身微热者，此为实也，急下之，宜大承气汤。

无表里证　丹波元简《伤寒论辑义·卷四》:“《伤寒选录》删‘里’字。云：无表里证，则无病，何以用承气汤下之？里实者可见矣。”钱超尘:“《圣惠方》作‘无外证’三字。”汪琥《伤寒论辨证广注·卷六》:“‘里’字当是传写错误，宜从删。”

微热　“热”义。

258（256）. 阳明少阳合病，必下利。其脉不负者，为顺也。负者，失也，互相克贼，名为负也。脉滑而数者，有宿食也，当下之，宜大承气汤。

必下利　必，连词，“而”义。《千金翼方·卷九》作“而利”。

不负　不倍，不大。下利脉不大为顺，脉大为逆。《易·系辞上》中“负也”，惠栋述:“负，读为倍。”

负者，失也，互相克贼，名为负也　此及前文“其脉不负者，为顺也”，康平本《伤寒论》均为注文。

259（257、258）. 病人无表里证，发热七八日，虽脉浮数者，可下之。假令已下，脉数不解，合热则消谷喜饥，至六七日不大便者，有瘀血，宜抵当汤。若脉数不解，而下不止，必协热便脓血也。

无表里证　四字宜删。陆渊雷《伤寒论今释·卷六》:“无表里证，发热七八日，脉浮数，何所见而可下？”此条当有大便硬结之证。发热七八日，阳明燥结，虽有脉浮数之表脉，应以里证为急，舍脉治证，故“可下之”。

合热 合，与“翕”同义，“热”义。

而下不止 指泻下后热仍不止，而非下利不止。

260（259）. 伤寒发汗已，身目为黄，所以然者，以寒湿在里不解故也。以为不可下也，于寒湿中求之。

以为 以，“是”义。《经词衍释·卷一》：“以，犹之也。”《管子·小称》“故之”尹知章注：“之，是也。”

261（260）. 伤寒七八日，身黄如橘子色，小便不利，腹微满者，茵陈蒿汤主之。

微满 之满。

263（262）. 伤寒瘀热在里，身必黄，麻黄连翘赤小豆汤主之。

麻黄连翘赤小豆汤方

麻黄二两（去节） 连翘二两（连翘根是） 杏仁四十个（去皮尖） 赤小豆一升 大枣十二枚（擘） 生梓白皮一升（切） 生姜二两（切） 甘草二两（炙）

上八味，以潦水一斗，先煮麻黄再沸，去上沫，内诸药，煮取三升，去滓，分温三服，半日服尽。

潦水 积滞的雨水。《左传·隐公三年》中“行潦之水”，孔颖达疏：“雨水谓之潦。”《慧琳音义·卷十九》中“潦溢”，注引《考声》：“潦，雨落所停水也。”《说文·水部》段玉裁注：“潦，俗借‘涝’字为之。”

辨少阳病脉证并治

265（264）. 少阳中风，两耳无所闻，目赤，胸中满而烦者，不可吐下，吐下则悸而惊。

惊 肌肉抽动拘急之证。《文选·杨雄〈羽猎赋〉》中“惊”，李善：“惊，动也。”

268. 三阳合病，脉浮大，上关上，但欲眠睡，目合则汗。

上关上 前“上”，“在”义。《玉篇·上部》：“上，居也。”

269. 伤寒六七日，无大热，其人躁烦者，此为阳去入阴故也。

大热 大，助词，无义。《群经平议·尚书三》中“大克”，俞樾桉：“大，乃助词，无实义。”

辨太阴病脉证并治

273. 太阴之为病，腹满而吐，食不下，自利益甚，时腹自痛。若下之，必胸下结硬。

自利 下利。《千金翼方·卷十·太阴病状第一》作“下之”。

自痛 疼痛。

274. 太阴中风，四肢烦疼，阳微阴涩而长者，为欲愈。

烦疼 疼痛。

阳微阴涩而长者 “阳”字前疑脱“无”字。“微”“涩”均为病脉，何以“欲愈”？长，通“常”。无“微”“涩”等病脉，而见正常之脉，所以说“欲愈”。《诗·大雅·卷阿》中“常矣”，陈奂《传疏》：“常，犹长也。”《史记·屈原贾生列传》中“常流”，《索隐》：“常流犹长流也。”《墨子·经说下》中“长所”，孙诒让注：“长，吴钞本作常。”是“长”通“常”

之证。

277. 自利不渴者，属太阴，以其脏有寒故也，当温之，宜服四逆辈。

自利 下利。

278. 伤寒脉浮而缓，手足自温者，系在太阴。太阴当发身黄，若小便自利者，不能发黄。至七八日，虽暴烦下利，日十余行，必自止，以脾家实，腐秽当去故也。

自温 温。

自利 下利。

280. 太阴为病，脉弱，其人续自便利，设当行大黄、芍药者，宜减之，以其人胃气弱，易动故也。

自便利 自，助词，无义。便利，大便通利稀薄。

动 引为“伤”义。

辨少阴病脉证并治

283. 病人脉阴阳俱紧，反汗出者，亡阳也，此属少阴，法当咽痛而复吐利。

阴阳 此处阴阳指手足。郭霭春《伤寒论校注白话解·辨少阴病脉证并治法第七》:“《九十论》第三十二作‘手足’。”

287. 少阴病，脉紧，至七八日，自下利，脉暴微，手足反温，脉紧反去者，为欲解也，虽烦，下利必自愈。

自下利 即下利。《千金翼方》无“自”字。可证。

自愈 即痊愈。

290. 少阴中风，脉阳微阴浮者，为欲愈。

脉阳微阴浮 阳，寸口脉；阴，趺阳脉。

292. 少阴病，吐利，手足不逆冷，反发热者，不死。脉不至者，灸少阴七壮。

少阴 柯琴《伤寒来苏集·少阴脉证》:"少阴动脉在太溪，取川流不息之义也。其穴在足内踝后跟骨上动脉陷中。"

294. 少阴病，但厥无汗，而强发之，必动其血，未知从何道出，或从口鼻，或从目出者，是名下厥上竭，为难治。

厥 冷。

297. 少阴病，下利止而头眩，时时自冒者，死。

自冒 冒，"昏"义。自，助词，无义。

306. 少阴病，下利便脓血者，桃花汤主之。

桃花汤方

赤石脂一斤（一半全用，一半筛末） 干姜一两 粳米一升

上三味，以水七升，煮米令熟，去滓，温服七合，内赤石脂末方寸匕，日三服。若一服愈，余勿服。

桃花汤 张志聪《伤寒论宗印·卷六》:"石脂色如桃花，故名桃花汤。或曰即桃花石。"

310. 少阴病，下利，咽痛，胸满，心烦，猪肤汤主之。

猪肤汤方

猪肤一斤

上一味，以水一斗，煮取五升，去滓，加白蜜一升，白粉五合，熬香，和令相得，温分六服。

白蜜 蜂蜜。

白粉 白米粉。森立之《伤寒论考注·卷二十四》：“白粉即白米粉。”黄竹斋《伤寒论集注·辨少阴病脉证并治》：“《活人指掌》：白粉即米粉也；徐中可谓白米粉；钱天来谓粟米粉。未知孰是。王海藏曰：仲景猪肤汤用白粉，即白米粉也。”

312. 少阴病，咽中伤，生疮，不能语言，声不出者，苦酒汤主之。

咽中伤 伤，“痛”义。咽中伤，即咽中痛。《吕氏春秋·侈乐》中“必伤”，高诱注：“伤，痛。”《文选·曹植〈王仲宣诔〉》中“不伤”，李周翰注：“伤，亦痛也。”

314. 少阴病，下利，白通汤主之。

白通汤方

葱白四茎　干姜一两　附子一枚（生，去皮，破八片）

上三味，以水三升，煮取一升，去滓，分温再服。

白通汤 通，为“葱”之音转。方中有葱白四茎，故名白葱汤，音转为白通汤。

316. 少阴病，二三日不已，至四五日，腹痛，小便不利，四肢沉重疼痛，自下利者，此为有水气。其人或咳，或小便利，或下利，或呕者，真武汤主之。

自下利 下利。

317. 少阴病，下利清谷，里寒外热，手足厥逆，脉微欲绝，身反不恶寒，其人面色赤，或腹痛，或干呕，或咽痛，或利止脉不出者，通脉四逆汤主之。

脉不出 脉仍微细欲绝，没有明显改变。

321. 少阴病，自利清水，色纯青，心下必痛，口干燥者，可下之，宜大承气汤。

自利 下利。

324. 少阴病，饮食入口则吐，心中温温欲吐，复不能吐。始得之，手足寒，脉弦迟者，此胸中实，不可下也，当

吐之。若膈上有寒饮，干呕者，不可吐也，当温之，宜四逆汤。

温温　通“蕴蕴”。蕴积，滞胀之义。《广韵·文韵》：“蕴蕴，积也。”《说文·水部》朱骏声通训定声：“温，假借为蕴。”

辨厥阴病脉证并治

326. 厥阴之为病，消渴，气上撞心，心中疼热，饥而不欲食，食则吐蛔，下之，利不止。

气上撞心 撞，与“冲”同义。气上撞心，即气上冲心。邪气上攻而伤及心。67条“心下逆满，气上冲胸”，与此同例。《墨子·非乐上》中“撞巨钟”，孙怡让：“撞，击也。”《庄子·秋水》中“冲城”，成玄英疏：“冲，击也。”

327. 厥阴中风，脉微浮为欲愈，不浮为未愈。

微浮 之浮。

330. 诸四逆厥者，不可下之，虚家亦然。

逆厥 同义复词。寒凉，冷之义。《素问·通评虚实论》：“所谓逆者，手足寒也。”《素问·脉要精微论》中“厥成为巅疾”，张志聪注：“厥者，气上逆而手足厥冷也。”

331. 伤寒先厥，后发热而利者，必自止，见厥复利。

后发热 “后”字衍。《诸病源候论·卷七·伤寒厥候》无“后”字。

必自止 指厥自止，而非利自止。

332. 伤寒始发热六日，厥反九日而利。凡厥利者，当不能食，今反能食者，恐为除中。食以索饼，不发热者，知胃气尚在，必愈。恐暴热来出而复去也，后日脉之，其热续在者，期之旦日夜半愈。所以然者，本发热六日，厥反九日，复发热三日，并前六日，亦为九日，与厥相应，故期之旦日夜半愈。后三日脉之，而脉数，其热不罢者，此为热气有余，必发痈脓也。

厥 冷。

除中 腹中空虚、腹中饥饿。《尔雅·释草》中“簢，筡中”，邢昺疏：“筡，空也。”《玉篇·竹郎》：“筡，竹空也。”《尔雅·释草》中“簢，筡中”，郭璞注：“言其中空。竹类。”郭霭春：“筡、除声同。竹空曰筡中，腹中空曰除中。”《文选·颜延之〈秋胡诗〉》中“除”，张铣注：“除，尽也。”

索饼 《千金翼方·卷十》作“黍饼”。《金匮玉函经·卷四》误作“索饼”。黍，黏小米。《素问·金匮真言论》中“谷黍”，司马光集注：“黍，糯小米也。”《说文·黍部》：“黍，禾属而粘者也。”饼，丹波元简《伤寒论辑义·卷六》：“刘熙《释名》云：饼，并也。溲面使合并也。蒸饼、汤饼、蝎饼、金饼，索饼之属，皆随形而名之。《缃素杂记》云：凡以面为食具，皆谓之饼。清来集之《倘湖樵书》云：今俗以麦面之线索而长者，曰面；其圆块而扁者，曰饼。"

不发热 不，助词，无义。《医宗金鉴，订正伤寒论注》："不发热之'不'字，当是'若'字。若是'不'字，即是除中，何以下接'恐暴热来出而复去'之文也？"舒弛远《伤寒论六经定法·厥阴篇》："不发热'不'字，应是'微'字，与下文'暴'字相照，以其证虽喜发热，宜微不宜暴。微则阳和有象，暴则脱离之机。"

旦日 明日。《史记·扁鹊仓公列传》中"旦日"，司马贞索隐："旦日，明日也。"

333. 伤寒脉迟，六七日，而反与黄芩汤彻其热。脉迟为寒，今与黄芩汤，复除其热，腹中应冷，当不能食，今反能食，此名除中，必死。

除中，必死 除中为胃中空竭，能食为胃气尚存。何来"必死"之说？故"必"字，当为"不"字之误。

334. 伤寒先厥后发热，下利必自止，而反汗出，咽中痛者，其喉为痹。发热无汗，而利必自止，若不止，必便脓

血。便脓血者，其喉不痹。

先厥后发热 《千金翼方》无“后”字。此处指先于厥症发热，即先发热后厥。

335. 伤寒一二日至四五日，厥者，必发热。前热者，后必厥，厥深者，热亦深，厥微者，热亦微。厥应下之，而反发汗者，必口伤烂赤。

必发热 必先发热。

336. 伤寒病，厥五日，热亦五日，设六日当复厥，不厥者，自愈。厥终不过五日，以热五日，故知自愈。

不厥者自愈 自，引为“当”义。

338. 伤寒脉微而厥，至七八日肤冷，其人躁，无暂安时者，此为脏厥，非蛔厥也。蛔厥者，其人当吐蛔。令病者静，而复时烦者，此为脏寒，蛔上入其膈，故烦，须臾复止。得食而呕又烦者，蛔闻食臭出，其人常自吐蛔。蛔厥者，乌梅丸主之。又主久利。

乌梅丸方

乌梅三百枚　细辛六两　干姜十两　黄连十六两　当归四两　附子六两（炮，去皮）　蜀椒四两（出汗）　桂枝六两（去皮）　人参六两　黄柏六两

上十味，异捣筛，合治之。以苦酒渍乌梅一宿，去核，蒸之五斗米下，饭熟捣成泥，和药令相得，内臼中，与蜜杵二千下，丸如梧桐子大。先食饮服十丸，日三服。稍加至二十丸，禁生冷、滑物、臭食等。

厥　冷。

乌梅丸方源考略

《医心方·卷十一》引《小品方》：治杂下方。第一下赤；二下白；三下黄；四下青；五下黑；六固病下，下如瘀赤血；七久下；八下不可止；九连年下；十卒下；十一下少血数；十二霍乱而下；十三下如舍水；十四下已则烦；十五息下，一作一止；十六下而不欲食；十七食无数，但下去；十八下但欲饮水；十九重下；廿下杂错，不可名字。合廿种下，江夏太守以此法治，是下尽愈方。

黄连一两　黄柏一两　熟艾一两　附子一两，炮甘草一两　干姜二两　乌梅廿枚（去核取肉，熬之）

凡七物，合捣下筛，蜜和丸如大豆，饮服十丸，渐至廿丸，日三。注：今按，《葛氏方》云治千万种杂下;《集验方》号乌梅丸;《医门方》治一切利无不瘥云云。

《医心方·卷十一》引《范汪方》乌梅丸：治万种下利方。

乌梅丸方

干姜　黄连　黄柏（炙）　黄芩　艾各一两　乌梅廿枚（取肉）

上六物，丸如梧子，服十丸，日三，老少半，良验。

敦煌卷子本《唐人选方第一种》（唐朝武则天时写本）乌梅丸：主诸杂痢，无不差方。

乌梅丸方

乌梅肉二两（熬）　黄柏二两　黄连三两　熟艾二两　甘草二两（炙）　附子二两（炮去皮）　干姜三两

上七味，捣筛，蜜和为丸，丸如梧子大。一服三十丸，日二服，渐加至四五十丸，饮汁服。禁生冷、鱼、油滑、猪。

《备急千金要方·卷十五》乌梅丸：治冷痢久下方。

乌梅丸方

乌梅三百枚　干姜　黄连各十两　当归　蜀椒各四两　细辛　附子　桂心　黄柏（一方用麦柏）　人参各六两

上十味，末之，以苦酒渍乌梅一宿，去核蒸五升米下，别捣如泥，盘中搅，令相得，蜜和捣二千杵，食前服如梧子十丸，日三服。稍增至二十丸。

乌梅丸，治久痢，诸药不差，数十年者，消谷下气，补虚方。

乌梅丸方

乌梅肉四两　当归三两　桂心二两　黄连　吴茱萸　干姜

各四两　蜀椒一两半

上七味，末之，蜜丸如梧子，食后服十丸，日三。

《千金翼方·卷十》乌梅丸：伤寒脉微而厥，至七八日，肤冷，其人躁无安时，此为脏寒。蛔上入其膈，蛔厥者，其人当吐蛔。今病者静而复时烦，此为脏寒。蛔上入其膈，故烦。须臾复止，得食而呕又烦者，蛔闻食臭必出，其人常自吐蛔。蛔厥者，乌梅丸主之。注：又主久痢。

乌梅丸方

乌梅三百枚　细辛六两　干姜十两　黄连十六两　当归四两　蜀椒四两（汗）　附子六两（炮）　桂枝六两　人参六两　黄柏六两

上一十味，异捣，合治之。以苦酒渍乌梅一宿，去核，蒸之五斗米下，捣成泥，和诸药令得，臼中与蜜杵千下，丸如梧桐子大，先食饮服十丸，日三服，少少加至二十丸。禁生冷，滑物臭食等。

《金匮玉函经·卷四》乌梅丸：伤寒脉微而厥，至七八日肤冷，其人躁无暂安时者，此为脏厥，非蛔厥也。蛔厥者，其人当吐蛔，今病者静而复时烦，此为脏寒。蛔上入膈，故烦。须臾复止。得食而呕又烦者，蛔闻食臭出，其人当自吐蛔。蛔厥者，乌梅丸主之。

乌梅丸方

乌梅三百个　细辛六两　干姜十两　黄连一斤　当归四两　附子六两（炮）　蜀椒四两（去子）　桂枝六两　人参六两　黄

柏六两

上十味，异捣筛，合治之，以苦酒渍乌梅一宿，去核，蒸之五升米下，饭熟取，捣成泥，和药令相得，内臼中，与蜜杵二千，丸如梧子大，先食饮服十丸，日三服。稍加至二十丸。禁生冷、滑物食臭等。

《外台秘要·卷二十五》引《千金方》乌梅丸：疗冷痢久下方。

乌梅丸方

乌梅三百枚　当归四两　干姜十两　桂心六两　附子六两（炮）　黄连十六两　蜀椒四两（汗），　细辛六两　人参六两　黄柏六两

上十味，异捣筛，合治之，苦酒渍乌梅一宿，去核蒸之如五斗米下，捣如泥，盘中揉和相得，蜜和，捣二千杵，食前饮服如梧子大十丸，日三。稍增至二十丸。注：此本仲景《伤寒论》方。

康平本《伤寒论》乌梅丸：伤寒，脉微而厥，至七八日，肤冷，其人躁，无暂安时者，非为蛔厥也。注：蛔厥者其人当吐蛔，此为脏厥。令病者静，而复时烦。注：此为脏寒。蛔上入其膈，故烦。须臾复止，得食而呕，又烦。注：烦者，蛔闻食臭出。其人当自吐蛔，蛔厥者，乌梅丸主之。注：又主久利。

乌梅丸方

乌梅三百枚　细辛六两　干姜十两　黄连十六两　当归四

两　蜀椒四两（汗）　附子六两（炮）　桂枝六两　人参六两　黄柏六两

上一十味，异捣筛，合治之。以苦酒渍乌梅一宿，去核，蒸之五斗米下，饭熟，捣成泥，和诸药，令相得，内臼中，与蜜杵二千下，丸如梧桐子大，先食饮服十丸，日三服，稍加至二十丸。禁生冷、滑物臭食等。

乌梅丸，源于《备急千金要方》。但该方之雏形在《范汪方》中就出现了。其治证，又多从《金匮玉函经》及《千金翼方》。

339. 伤寒热少微厥，指头寒，嘿嘿不欲食，烦躁，数日小便利，色白者，此热除也，欲得食，其病为愈。若厥而呕，胸胁烦满者，其后必便血。

指头寒　前文云"厥微"，是四肢不凉。此不当再"指（趾）头寒"。指，为"只"之音转，"但"义。《诗·王风·君子阴阳》中"只且"，王先谦："只、旨本通假之字。"《说文·只部》段玉裁注："只为只字，但也。"《荀子·大略》中"指矣"，杨倞注："指与旨同。"是指、旨、只古并通。头为诸阳所会，阳虚内寒，故头寒。

340. 病者手足厥冷，言我不结胸，小腹满，按之痛者，此冷结在膀胱关元也。

结胸 日·山田正珍《伤寒论集成·卷九》："'结胸'，当作'厥冷'。盖'厥''结'同音，因误为'结冷'，再误为'结胸'耳。"

346. 伤寒六七日，不利，便发热而利，其人汗出不止者，死。有阴无阳故也。

不利，便发热而利 不利之"利"，引为"愈"义。不利，即不愈。便，遂、竟之义。伤寒六七日不愈，遂发热下利。《汉书·高帝纪下》中"与利"，颜师古注："利，谓便好也。"《广钧·至韵》："利，吉也。"《助字辨略·卷四》："便，犹云遂也，竟也。"日·山田正珍《伤寒论集成·卷九》："'不利便'，当作'小便不利'。"

348. 发热而厥，七日下利者，为难治。

七日下利 连续七天下利。

350. 伤寒，脉滑而厥者，里有热，白虎汤主之。

脉滑而厥 厥，在此为"速"义。《广韵·月韵》："蹶，速也。"《书·酒诰》中"厥命"，刘逢禄注："厥、蹶通。"

351（351、352）. 手足厥寒，脉细欲绝者，当归四逆汤主之。若其人内有久寒者，宜当归四逆加吴茱萸生姜汤。

当归四逆汤方

当归三两　桂枝三两（去皮）芍药三两　细辛三两　甘草二两（炙）通草二两　大枣二十五枚（擘）（一法，十二枚）

上七味，以水八升，煮取三升，去滓，温服一升，日三服。

当归四逆加吴茱萸生姜汤方

当归三两　芍药三两　甘草二两（炙）通草二两　桂枝三两（去皮）细辛三两　生姜半斤（切）吴茱萸二升　大枣二十五枚（擘）

上九味，以水六升、清酒六升和，煮取五升，去滓，温分五服（一方，水、酒各四升）。

清酒　米酒的一种，无色或浅黄色，酒精度在 12° ～ 16° 之间。《周礼·天官·酒正》："辨三酒之物，一曰事酒，二曰昔酒，三曰清酒。"

352（353）. 大汗出，热不去，内拘急，四肢疼，又下利厥逆而恶寒者，四逆汤主之。

内拘急 腹中疼痛。“拘急”，同义复词。《素问·五常政大论》中“拘缓”，王冰注：“拘，急也。”《战国策·秦策》中“不待痛”，高诱注：“痛，急也。”

356（357）. 伤寒六七日，大下后，寸脉沉而迟，手足厥逆，下部脉不至，喉咽不利，唾脓血，泄利不止者，为难治，麻黄升麻汤主之。

麻黄升麻汤方

麻黄二两半（去节） 升麻一两一分 当归一两一分 知母十八铢 黄芩十八铢 萎蕤十八铢 芍药六铢 天门冬六铢（去心） 桂枝六铢（去皮） 茯苓六铢 甘草六铢（炙） 石膏六铢（碎，绵裹） 白术六铢 干姜六铢

上十四味，以水一斗，先煮麻黄一两沸，去上沫，内诸药，煮取三升，去滓，分温三服。相去如炊三斗米顷，令尽，汗出愈。

下部脉 森立之《伤寒论考注.卷二十七》：“下部脉者，谓趺阳脉也。”

麻黄升麻汤 黄竹斋《伤寒论集注·辨厥阴病脉证并治》：“《古本》有 菖蒲十八铢，无萎蕤、天门冬。”《千金要方·卷十》麻黄、知母、萎蕤、黄芩各三两；升麻、芍药、当归、干姜、石膏、茯苓、白术、桂心、甘草、各二两；天门冬作麦门冬，用量二两。

357（358）．伤寒四五日，腹中痛，若转气下趣少腹者，此欲自利也。

转气　转，指响声，即肠鸣之声。转气，即肠鸣声响之气。《淮南子·修务》中“异转”，高诱注：“转，音声也。”日·山田正珍《伤寒论集成·辨厥阴病脉证并治》：“此乃心下有水，渍入肠中以作利之兆。盖承‘厥而心下悸’条发也。俚语有之：腹鸣者必下。盖喻之于事之必有前兆也。”

358（359）．伤寒本自寒下，医复吐下之，寒格更逆吐下，若食入口即吐，干姜黄芩黄连人参汤主之。

寒格　入口即吐之证。钱潢《伤寒溯源集·卷十》：“所谓寒格者，若食入口即吐，则药入口亦吐。”

清·吴谦《医宗金鉴·订正伤寒论注·太阴全篇》：经论中并无“寒下”之病，亦无“寒下”之文。由本条下文“寒格更逆吐下”，可知“寒下”之“下”字，当是“格”字，文义始相属。注家皆释胃寒下利，不但文义不属，且与芩、连之药不合。

“伤寒本自寒下，医复吐下之”一条，《医宗金鉴》之说，不无道理。“寒下”为“寒格”之误。或经文原本是“伤寒寒格，本自医复吐下之”，义例更妥。造成患者食入即吐之

"寒格"证的，源于医生反复吐下所致。这与古今之临床实际亦合。

更逆 同义复词，"更加"义。杨树达《词诠·卷三》："更，表态副词，愈也，益也。"《大戴礼记·曾子事父母》中"逆色"，孔广森注："逆色，怒色。"《广雅·释诂》："怒，多也。"《鬼谷子·权》："怒者，妄动而不治也。"

359（360）. 下利，有微热而渴，脉弱者，今自愈。

有微热 有，通"又"；微，助词，无义。有微热，即又之热。《战国策·秦策》中"有何"，鲍彪注："有，犹又也。"是"有""又"古通之证。

今自愈 今，副词，"当"义；自愈，即痊愈。而不是"自己痊愈"之义。自，助词，无义。今自愈，即当痊愈。清·王引之《经传释词·卷五》："晋语：今君之所闻也。犹言是君之所闻也。"《墨子·经说上》中"当牛"，孙诒让注："当，犹言是也。"是"今"有"当"义之证。下利伤津，脉弱为常；身热而渴，阳气尚旺。所以说"当痊愈"。

361（362）. 下利，手足厥冷，无脉者，灸之，不温，若脉不还，反微喘者，死；少阴负趺阳者，为顺也。

厥冷 同义复词，"寒冷"义。

微喘 而喘。

少阴负趺阳者，为顺也 此“负”，引为“随从”之义。少阴负趺阳，即少阴脉象同趺阳脉象一样。少阴脉象与趺阳脉象相同，是阴阳顺接不逆之象征，所以说“为顺也”。337 条云:“凡厥者，阴阳气不相顺接，便为厥。厥者，手足逆冷者是也。”负，通“服”。《淮南子·人间训》中“负辇”之“负”，《太平御览·治道部八》引作“服”。是“负”通“服”之证。《孟子·公孙丑上》中“服也”，焦循正义:“服，从也。”是“负”可引为“随从”之义。

362（363）. **下利，寸脉反浮数，尺中自涩者，必清脓血。**

尺中自涩 尺中，指尺肤而不是尺脉。寸、关、尺同居寸口之部，不当寸脉浮数而尺脉涩。下利伤津，肌肤失润，所以尺肤枯涩不荣。

364（365）. **下利，脉沉弦者，下重也；脉大者，为未止；脉微弱数者，为欲自止，虽发热，不死。**

未止 不愈。

欲自止 将痊愈。

365（366）. 下利，脉沉而迟，其人面少赤，身有微热，下利清谷者，必郁冒汗出而解，病人必微厥，所以然者，其面戴阳，下虚故也。

面少赤　少，当为"焇"之借字。面少赤，即焇面赤，面灼热而发红之义。作"焇赤"，与下文"面戴阳"例合。少、稍、焇，古并通。《集韵・宵韵》："焇，烁也。"《玉篇・火郎》："烁，灼烁。"

戴阳　面部红赤发热之证。钱潢《伤寒溯源集・卷十》："其面赤为戴阳，乃下焦真阳大虚故也。"方有执《伤寒论条辨・卷五》："诸阳聚于面，少赤亦阳回也，故曰戴阳。"《慧琳言义・卷十》中"亢阳"，注引《考声》："阳，炎热也。"

367（368）. 下利后脉绝，手足厥冷，晬时脉还，手足温者生；脉不还者，死。

绝　衰竭。《淮南子・本经》中"绝而"，高诱注："绝，竭也。"

369（370）. 下利清谷，里寒外热，汗出而厥者，通脉四逆汤主之。

厥　冷。

370（371）. 热利下重者，白头翁汤主之。

白头翁汤方

白头翁二两　黄柏三两　黄连三两　秦皮三两

上四味，以水七升，煮取二升，去滓，温服一升。不愈，更服一升。

白头翁汤方源考略

《范汪方·卷三十》白头翁汤：热利下重，白头翁汤主之。

白头翁汤方

白头翁二两　黄柏三两　黄连三两　秦皮三两（切）

上四味，切，以水七升，煮取二升，去滓，分服一升，不愈，更服。忌猪肉、冷水。

《医心方·卷十一》引《深师方》《僧深方》：治诸下利，胡虏之人不习食俗，下者。

白头翁二两　黄连四两　秦皮二两　黄柏二两

凡四物，以水八升，煮取二升半，分三服。

《古今录验方》白头翁汤：疗寒急下及滞下方。

白头翁汤方

白头翁　干姜各二两　甘草一两（炙）　当归一两　黄连

秦皮各一两半　石榴皮一两（生者二两）。

上七味，切，以水八升，煮取三升，分为四服。忌海藻、菘菜、猪肉、冷水。

《备急千金要方·卷三》白头翁汤：治产后下痢，兼虚极，白头翁汤方。

白头翁汤方

白头翁二两　阿胶　秦皮　黄连　甘草各二两　黄柏三两

上六味，㕮咀，以水七升，煮取二升半，去滓，内胶令烊，分三服，日三。

《千金翼方·卷十》白头翁汤：热利下重，白头翁汤主之。

白头翁汤方

白头翁二两　黄柏三两　黄连二两　秦皮三两

上四味，以水七升，煮取二升，去滓，温服一升。不差，更服。

《外台秘要·卷二》引《千金翼方》白头翁汤：热利下重，白头翁汤主之方。

白头翁汤方

白头翁二两　黄柏三两　黄连三两　秦皮三两（切）

上四味，以水七升，煮取二升，去滓，分服一升。不愈，更服。忌猪肉、冷水。注:《范汪》同。此张仲景《伤寒论》方。

《金匮玉函经·卷四》白头翁汤：热利下重，白头翁汤主之。

白头翁汤方

白头翁　黄连　黄柏　秦皮各三两

上四味，以水七升，煮取二升，去滓，温服一升。不愈，更服一升。

康平本《伤寒论》白头翁汤：热利下重者，白头翁汤主之。

白头翁汤方

白头翁二两　黄柏三两　黄连三两　秦皮三两

上四味，以水七升，煮取二升，去滓，温服一升。不愈，更服一升。

宋本《伤寒论》白头翁汤：热利下重者，白头翁汤主之。

白头翁二两　黄柏三两　黄连三两　秦皮三两

上四味，以水七升，煮取二升，去滓，温服一升。不愈，更服一升。

白头翁汤，始源于《范汪方》。方中药物用量，《范汪方》《千金翼方》《金匮要略》《康平本伤寒论》、宋本《伤寒论》等，白头翁均为二两，黄柏、黄连、秦皮均为三两。《金匮玉函经》四味药均为二两。《深师方》黄连用四两，黄柏、秦皮、白头翁均为二两。该方治证，《范汪方》《千金翼方》《金匮玉函经》之“热利下重”，《金匮要略》、康平本《伤寒论》、宋本《伤寒论》作“热利下重者”。

374（375）. 下利后更烦，按之心下濡者，为虚烦也，

宜栀子豉汤。

更 连词，“而”义。

376（377）. 呕而脉弱，小便复利，身有微热，见厥者，难治，四逆汤主之。

复利 复，“反”义。《孟子·公孙丑下》中“必反”，焦循正义：“反，复也。”

微热 热。

辨霍乱病脉证并治

382（383）. 问曰：病发热，头痛，身疼，恶寒，吐利者，此属何病？答曰：此名霍乱。霍乱自吐下，又利止，复更发热也。

下 疑为“之”之误。

又利止 止，为“之”之音转。霍乱自吐之，又利之，与症候例合。裴学海《古书虚字集释·卷九》：“止，犹之也。”呕吐、下利、发热，是霍乱的三大症状。

383（384）. 伤寒，其脉微涩者，本是霍乱，今是伤寒，却四五日至阴经上，转入阴必利，本呕下利者，不可治也。欲似大便，而反失气，仍不利者，此属阳明也，便必硬，十三日愈，所以然者，经尽故也。下利后，当便硬，硬则能食者愈，今反不能食，到后经中，颇能食，复过一经能食，过之一日当愈，不愈者，不属阳明也。

到后经中、一经 二“经”字，均引为“日”义。到后经中，即到后日中。一经，即一日。经，作“日”解，则前后文义例可通。《荀子·成相》中“听之经”，王先谦集解：“经，道也。”《诗·小雅·十月之交》中“此日而微”，毛传：“日，君道也。”《后汉书·安帝纪》中“彼日而微”，李贤注：“日，君道也。”是“经”可引为“日”义之证。

384（385）. 恶寒，脉微而复利，利止亡血也，四逆加人参汤主之。

利止亡血 止，为“之”之借；亡，“失”义。利止亡血，即利之亡血，下利导致丧失津血之义。《诗·陈风·墓门》中“讯之”，王先谦注：“鲁、韩‘之’作‘止’。”徐灵胎：“亡阴即亡血，不必真脱血也。”《谷梁传·定公八年》中“谓之亡”，范宁注：“亡，失也。”

386（387）. 吐利止，而身痛不休者，当消息和解其外，宜桂枝汤小和之。

消息 “酌情”义。符定一《联绵字典·水部》：“消息，犹斟酌也。《周易》：君子尚消息盈虚，天行也。野王案：消息，犹斟酌也。”

387（388）. 吐利汗出，发热恶寒，四肢拘急，手足厥冷者，四逆汤主之。

厥冷 寒冷。

388（389）. 既吐且利，小便复利而大汗出，下利清谷，内寒外热，脉微欲绝者，四逆汤主之。

复 反。

390（391）. 吐利发汗，脉平，小烦者，以新虚，不胜谷气故也。

脉平 脉缓和。《国语·鲁语》中“平而”，韦昭注：“平，和也。”

辨阴阳易差后劳复病脉证并治

392（393）. 大病差后劳复者，枳实栀子豉汤主之。

枳实栀子豉汤方

枳实三枚（炙） 栀子十四个（擘） 豉一升（绵裹）

上三味，以清浆水七升，空煮取四升，内枳实、栀子，煮取二升，下豉，更煮五六沸，去滓，温分再服。覆令微似汗。若有宿食者，内大黄如博棋子大五六枚，服之愈。

清浆水 李时珍《本草纲目·卷五》:"浆水，嘉谟曰：浆，酢也。炊粟米热，投冷水中浸五六日，味酢生白花，色类浆，故名。若浸至败者，害人。""震亨曰：浆水性凉善走，故解烦渴而化滞物。"

博棋子 即大棋子。《说文·木部》徐锴系传:"棋者，方正之名也。古通谓博弈之子为棋。"《慧琳音义·卷四十五》注引《考声》:"棋，方木为之也。"《千金要方·卷十五·下》羊脂煎方后云:"棋子大小如方寸匕。"《千金要方·卷二十七·服食法第六》:"服松脂方……服如博棋一枚。棋长二寸，方一寸。"《吕氏春秋·上德》中"利博"，高诱注:"博，大也。"

395（396）. 大病差后，喜唾，久不了了，胸上有寒，当以丸药温之，宜理中丸。

喜唾 唾，当为“睡”字之误。形近致误。大病后体质虚寒，倦怠乏力，故喜睡。396条“伤寒解后，虚羸少气”，与此条之“喜睡”，义例正合。

久不了了 精神不爽，无精神。

397（398）. 病人脉已解，而日暮微烦，以病新差，人强与谷，脾胃气尚弱，不能消谷，故令微烦，损谷则愈。

日暮微烦，故令微烦 前“微”，“而”义；后“微”，“之”义。

附1：

《伤寒论》成书于唐代之考证

从目前的文献资料来看，《外台秘要》是首次收载“张仲景《伤寒论》”方剂的书。在此之前没有任何书以“张仲景《伤寒论》”的称谓收载《伤寒论》中的方剂，甚至连“《伤寒论》”这一书名，也没有见到过。仅有“仲景”及“张仲景”的人名称谓。既然见不到“张仲景《伤寒论》”这一全称，自然不能臆想或人为地把张仲景和《伤寒论》一书联系在一起。也就是说，张仲景之名和《伤寒论》一书，在《外台秘要》之前的书籍中，并没有什么联系。《伤寒论》一书并非张仲景本人所撰，只是托其名而已。这一点基本上是可以肯定的。为什么这么说？因为张仲景是民间传说中的汉代名医，唐以前的史书无载。最早记载张仲景传说的是东晋葛洪的《抱朴子内篇》，该书卷五《至理》篇中说：“仲景穿胸以纳赤饼。”此时之记载，仲景的医技，竟与华佗之“刳腹以瀚胃”相仿，而不是长于治疗伤寒及内科杂症。

隋代巢元方《诸病源候论》卷六说，仲景又善于审方识药。该书在《寒食散发候》中说：“然则寒食草石二方，出自仲景，非佗也。且佗之为医，或刳断肠胃，涤洗五脏，不纯任方也。仲景虽精，不及于佗。至于审方物之候，论药石之宜，亦妙绝众医。”

尽管史书不载，自晋代以来，直至唐代，张仲景的传说越来越广，其名气也越来越大，甚至比起华佗的名气，也是有过之而无不及。名气大了，自然不乏借用其名之人。于是自晋至唐，出现了多种署名张仲景撰著的书。其实没有一部是张仲景本人所撰，只不过是冠其名罢了。《伤寒论》也不例外，它是一本唐代才完成的书，不可能是汉人所撰。

《外台秘要》的作者，是确确实实见到了当时冠名张仲景的《伤寒论》一书，所以才能全称谓地引录“张仲景《伤寒论》”中的方剂。由此可知，《伤寒论》一书成书年代的下限，不会晚于《外台秘要》，而是在其之前。

通过《金匮玉函经》与《千金翼方》之条文方剂比较，可以看到一个清晰的概念：《金匮玉函经》成书时间晚于《千金翼方》。又根据《金匮玉函经》因避讳“玄”字，而将《千金翼方》之“玄武汤”改为“真武汤”的情况，该书的成书时间应该在《千金翼方》之后，即 682 年以后，约为 710 年。所以说《金匮玉函经》也是一部唐代的书。李华安在《伤寒论东考》一书中说：“《金匮玉函经》，此书出于唐代。”此说法十分正确。

在《金匮玉函经》中，只字未提《伤寒论》之书名，这和《千金翼方》一样，虽然偶有提及仲景之名，但绝无《伤寒论》

之名。这只能说明《金匮玉函经》成书时间早于《伤寒论》，自然无法见到《伤寒论》并提及它了。

《外台秘要》成书于752年，这是《伤寒论》一书成书时间的下限；而《金匮玉函经》又成书于710年左右，这应视为是《伤寒论》一书的成书时间上限。因此，笔者推定《伤寒论》的成书时间，在730年左右。

《隋书·经籍志》载有"《张仲景方》十五卷""《张仲景疗妇人方》二卷""《张仲景辨病要方》一卷"，又载"《张仲景辨伤寒》十卷"。唯独没有张仲景《伤寒论》之书目。据王重民《中国目录学史论丛》，在《隋书·经籍志》中，凡隋代人撰著之书，不冠朝代名称。据此，《张仲景方》《张仲景疗妇人方》二书，为隋人所著之书。

《旧唐书·经籍志》收载713年以前之书目中，亦无《伤寒论》一书。这说明713年之前，《伤寒论》尚未问世。

752年，唐代王焘《外台秘要》，已明载"张仲景《伤寒论》"之书名，且收录了该书大量内容。宋代王溥《唐会要》(852)记载760年之医试题中，已有"张仲景《伤寒论》"。这与《外台秘要》时间上大体相当。宋代林亿《伤寒论序》(1064)称该书名称是"张仲景《伤寒论》"，与《外台秘要》名称相合。这说明"《伤寒论》"就是原书名，该书完成于713—752年之间。

《新唐书·艺文志》(1060)载："王叔和《张仲景药方》十五卷，又《伤寒卒病论》十卷。"书名和作者均与《外台秘要》《唐会要》、林亿《伤寒论序》等不合。这除了说明《伤寒论》的作者只是一个署名外（不管是张仲景还是王叔和，都不是一个真实的作者），还可说明后来的"《伤寒卒病论》"书名，晚于"《伤寒论》"原书名，是唐末宋初出现的书名。

至于《伤寒论》的卷数，《外台秘要》引录的《伤寒论》原书是十八卷。《新唐书·艺文志》说"《伤寒卒病论》十卷"。康平本《伤寒论》(1060）自序中只说"为《伤寒卒病论》"，未说卷数。宋本《伤寒论》自序中却出现了"十六卷"之说。当以《外台秘要》十八卷之数为确。《伤寒卒病论》之"卒"字，本是"急"义，后来被误成了"杂（雜）"义、"杂（雜）"字。《汉书·成帝纪》颜师古注："卒，谓急也。"段玉裁《说文解字注》："卒、猝古今字。"《方言·卷十》戴震疏证："卆、猝古通用。"宋代林亿在《校正千金翼方表》中说："疾病之急，无急于伤寒。"又在《校正千金翼方后序》中说："夫疾病之至急者有三：一日伤寒，二日中风，三曰疮痈。是三种者，疗之不早，或治不对病，皆死不旋踵。"《伤寒卒病论》就是"伤寒急病论"之义，没有半点"杂（雜）病"的含义。即便是"杂（雜）"字，也当为"急"义。《方言·卷十二》："杂（雜），猝也。"《广雅·释诂》《玉篇·佳部》《广韵·合韵》等均云："杂（雜），猝也。""猝"通"卒""急"之义。

无独有偶，光绪十年《畿辅通志》卷一百三十五《艺文略》及卷二百九十《杂传》载，唐代开元年间之张果，著有《伤寒论》一卷。且不论张果是否著有《伤寒论》一书，其卷数是否为一卷，仅其成书时间，却与本书考证之《伤寒论》成书时间暗合，即唐代开元年间。

下面是一些《伤寒论》成书于唐代的佐证资料。

1. "结胸"之病名，出现在隋唐时期

"结胸"这一病名，在隋代之前是没有的。《诸病源候论·卷七·伤寒结胸候》："结胸者，谓热毒结聚于心胸也。此由病发于阳，而早下之，热气乘虚，而否结不散也。按之痛，其脉寸口浮，关上反自沉是也。脉大不可下，下之即死。脉浮而大，下之为逆。而阳脉浮，关上细沉紧，而饮食如故，时小便利者，名为脏结。脏结病，舌上白胎滑，不往来寒热，其人反静。舌上不胎者，不可攻之。"

《千金要方·卷九》："凡寸口脉浮，关上自沉，为结胸。凡伤寒病发于阳，而反下之，热入，因作结胸。结胸病，项亦强，如柔痉状，下之即和，宜大陷胸丸方。""伤寒六七日，结胸，热实，其脉沉紧，心下痛，按之正坚，宜大陷胸汤。"

《千金翼方·卷九·太阳病用陷胸汤法第六》："问曰：病有结胸，有脏结，其状何如？答曰：按之痛，其脉寸口浮，关上自沉，为结胸。何谓脏结？曰：如结胸状，饮食如故，时下利，阳脉浮，关上细沉而紧，名为脏结。舌上白胎滑者，为难治。脏结者，无阳证，不往来寒热，其人反静，舌上胎滑者，不可攻也。夫病发于阳，而反下之，热入，因作结胸；发于阴，而反汗之，因作痞。结胸者，下之早，故令结胸。结胸

者，其项亦强，如柔状，下之即和，宜大陷胸丸。"

《外台秘要·卷二·伤寒结胸方七首》："张仲景《伤寒论》：问曰：病有结胸，有脏结，其状如何？答曰：按之痛，寸脉浮，关脉沉，名结胸也。问曰：何谓脏结？答曰：如结胸状，饮食如故，时时下利，寸口脉浮，关上小细而沉紧者，名脏结。舌上白胎滑者，为难治。脉结无阳证，不往来寒热，其人反静。舌上胎滑者，不可攻之。病发于阳而反下之，热入，因作结胸；病发于阴，而反下之（一作汗之），因作痞也。所以成结胸者，以下之太早故也。"

2."谵语"之名，定型于唐代

唐以前"谵语"的称谓比较混乱。《诸病源候论·卷七·伤寒谬语候》有"诚语""譫语""妄语"等不同称谓。《诸病源候论·卷七·伤寒谬语候》："伤寒四五日，脉沉而喘者，沉为在里，而发汗，其津液越出，大便为难。表虚里实，久久则诚语。发汗后，重发其汗，亡阳诚语，其脉反和者，不死。阳明病，下血而诚语者，此为热入血室。但头汗出，当刺期门穴，随其实者而泻之，濈然汗出者，则愈。病若譫言妄语，身当有热，脉当得洪大，而反手足四厥，脉反沉细而微者，死病也。譫言妄语，身热脉洪大者生；沉细微，手足四逆者死。"

《素问·气交变大论》中"谵妄心痛"，王冰注："谵，乱语也。"《素问·六元正纪大论》中"战栗，谵妄"，王冰注：

“谵，乱言也。”《外台秘要·卷三》引《古今录验方》:“疗天行壮热，狂言谬语五六日者方。”

《外台秘要·卷一》引《集验方·卷一》:“治伤寒七八日不解，默默烦闷，腹中有干粪，谵语，大柴胡汤方。”《肘后方·卷二·治伤寒时气温病方第十三》:“烦躁欲谬语者，可服大柴胡汤。”《医心方·卷十四·伤寒不治候第二十四》引《葛氏方》:“喘满，讝言直视者死。”

唐·敦煌卷子P3596:“疗狂言鬼语方。”敦煌卷子S.202:“溲便遗失，狂语，目反直视，此为肾绝。”

《千金方·卷九》:“表虚里实，久则谵语。大承气汤，主热盛，腹中有燥屎，谵语者方。”“夫实则谵语，虚则郑声。郑声，重语也(《外台秘要·卷一》引《千金方》此五字为注文)。直视，谵语，喘满死。下痢者亦死。”

自《千金翼方》后，“谵语”之名，基本上固定了下来。“谵语”之名，在《伤寒论》中频频出现，可佐证其成书年代在唐代。

3.“玄武汤”改名“真武汤”发生在唐《千金翼方》之后

《千金方·卷九·伤寒上》:“太阳病，发汗，汗出不解，其人仍发热，心下悸，头眩，身动，振振欲擗地，属玄武汤方。”《千金翼方·卷十·伤寒下》:“少阳病二三日不已，至四五日，腹痛，小便不利，四肢沉重疼痛而利，此为有水气。其人或咳，或小便不利，或下利，或呕，玄武汤主之方。”梁·陶弘景《辅行诀脏腑用药法要》：“小玄武汤（即真武汤），治天行病，肾气不足，内生虚寒，小便不利，膜中痛，四肢冷者方。”该书中另有“大玄武汤”，治肾气虚疲，少腹中冷，腰背沉重，四肢清，小便不利等症。

《千金翼方》后，因避讳，“玄武汤”改成了“真武汤”。为避老子谥号，“玄”字改成了“真”字。据王彦坤《历代避讳字汇典》，老子谥号“玄元”。自唐高宗乾封元年（666）二月己未，如亳州，祠老子，追号“太上玄元皇帝”。其后唐玄宗虽亦几度追加老子尊号，如天宝二年（743）春正月丙辰，追尊“玄元皇帝”为“大圣祖玄元皇帝”；天宝八年（749）六月，册“圣祖玄元皇帝”尊号为“圣祖大道玄元皇帝”；天宝十三年（754）二月，上“玄元皇帝”尊号曰“大圣祖高上大道金阙玄元天皇大帝”。然皆不离“玄元”二字。

《金匮玉函经·卷四·辨少阴病形证治第八》：“少阴病二、三日，不已，至四五日腹痛，小便不利，四肢沉重，疼痛而利。此为有水气，其人或咳，或小便自利，或下利，或呕者，真武汤主之。”

《脉经·卷七》：“太阳病发其汗，汗出不解，其人发热，心下悸，头眩，身而动，振振欲擗地，属真武汤。”

《外台秘要·卷二》：“仲景《伤寒论》：少阴病二三日不已，至四五日，腹痛，小便不利，四肢沉重，疼痛，自下利者，此为有水气，或咳，或小便自利，或下利，或呕者，真武汤主之方。”《金王函经》《脉经》《伤寒论》都易名为“真武汤”，这同时说明这些书都产生于《千金翼方》之后。

4. “盗汗”为六朝后之病症名称

“盗汗”这一病症名，是隋代以后才出现的。日·山田正珍《伤寒论集成·卷四》：“按‘盗汗’二字，恐六朝以降之名，非汉时语。《内经》中亦未有之。《六元正纪大论》则谓之‘寝汗’。”

《伤寒论》138 条：“太阳病，脉浮而动数……微盗汗出”；206 条：“阳明病，脉浮而紧者，必潮热，发作有时。但浮者，必盗汗出。”

5. “白蜜”之名，始自唐代

《伤寒论》135 条大陷胸丸方：“别捣甘遂末一钱匕，白蜜二合，水二升，煮取一升。”

“白蜜”之名称，唐代才出现。《神农本草经》《名医别录》只叫做“石蜜”。唐·苏敬《新修本草》(659)“石蜜”条下按：“今京下白蜜，如凝酥，甘美，耐久，全不用江南省（《本草纲目·卷三十九》引作‘全胜江南者’）。”梁·陶弘景《本草经集注》时，尚称为“石蜜”。云：“生武都山谷、河源山谷及诸山石中，色白如膏者良。”又：“石蜜即崖蜜也，高山岩石间作之。色青赤……又木蜜，呼为食蜜，悬树枝作之，色青白。树空及人家养作之者，亦白而浓厚，味美。”此只是说色白之石蜜或木蜜质地优良，并无“白蜜”之称。唐·甄权《药性论》载“白蜜”。宋《重修政和经史证类备用本草·卷二十》引《药性论》：“白蜜，君治卒心痛及赤白痢。”《千金翼方·卷九》及《金匮玉函经·卷八》均称作“白蜜”。

6. “欲”作为系词，向义，出现在六朝以后

《伤寒论》23 条：“太阳病，得之八九日，如疟状，发热恶寒，热多寒少，其人不呕，清便欲自可，一日二三度发，脉微缓者，为欲愈也……面色反有热色者，未欲解也。”41 条：“伤寒，心下有水气，咳而微喘，发热不渴。服汤已渴者，此寒去欲解也。小青龙汤主之。”274 条：“太阴中风，四肢烦疼，阳微阴涩而长者，为欲愈。”290 条：“少阴中风，脉阳微阴浮者，为欲愈。”327 条：“厥阴中风，脉微浮为欲愈，不浮为未愈。”

欲愈，“向愈”“好转”“痊愈”之义；欲解，“向好”“解除”之义。

尹君《文言虚词通释·欲》：“欲，系词，象、似、如同。”和“如”“若”之义相似。这一含义，是六朝以后才出现。

《说文·目部》朱骏声通训定声：“相，假借又为像。”像、象古通。《礼记·郊特牲》：“相，飨之也。”《仪礼·公食大夫

礼》中“如飨”，郑玄注：“古文飨或作乡。”《墨子·兼爱下》中“求以乡”，孙诒让注：“乡与向字通。”欲愈，疾病向好之义。未欲解，疾病不向好之义。

7.“郑声”作重复言语解，出现在唐代

《伤寒论》215条：“夫实则谵语，虚则郑声。郑声者，重语也。”《广雅·劲韵》：“郑，郑重。”《孟子·尽心下》中“恶郑声”，朱熹集注：“郑声，淫乐也。”至唐，“郑声”始有“重复言语”之义。《外台秘要·卷一》引《千金方》中“实则谵语，虚则郑声”，句下注：“郑声，重语也。”今本《千金方》“郑声，重语也”为正文。唐·颜师古《汉书·王莽传·中》中“郑重”，注：“郑重，犹言频繁也。”

8.“家”作为代词，指代专业或特定人群，出现并盛行于唐代

《伤寒论》10条：“风家表解而不了了者，十二日愈。”18条：“喘家，作桂枝汤，加厚朴、杏子佳。”86条：“淋家不可发汗，汗出必便血。”87条：“疮家，虽身疼痛，不可发汗，汗出则痓。”80条：“血家不可发汗。”89条：“亡血家不可发汗”。另，90条之“汗家”、102条之“呕家”、173条之“虚家”、179条之“虚弱家”、185条之“胃家”、278条之“脾家”等。《千

金翼方，卷九》："湿家之为病，一身尽疼。""湿家下之，额上汗出。"

唐·颜仁郁《农家》："时人不识农家苦。"唐·杜荀鹤《寄温州崔博士》："酒家无识翰林醒。"唐·白居易《秋居书怀》："坐受官家禄。"唐·杜甫《佐还山后寄三首》："田家树木低。"唐·李中《渔父》："渔家开户相迎接。"唐·贯休《春》："溟蒙便恨豪家惜。"唐·卢照邻《长安古意》："娼家日暮紫罗裙。"唐·贾岛《暮过山村》："山家少四邻。"唐·韩愈《春雪》："宁止力耕家。"由此知"家"作为特定或专业代词，在唐代之盛行。《伤寒论》中代词"家"的使用，亦符合唐时之文风。

9."白术"之名，唐时开始流行

《伤寒论》28 条："服桂枝汤，或下之，仍头项强痛，翕翕发热，无汗，心下满微痛，小便不利者，桂枝去桂加茯苓白术汤主之。"71 条五苓散方："猪苓十八铢（去皮） 泽泻一两六铢，白术十八铢，茯苓十八铢，桂枝半两（去皮）。"84 条真武汤方："茯苓、芍药、生姜各三两（切），白术二两，附子一枚（炮，去皮，破八片）。"《神农本草经》《吴氏本草经》《名医别录》《本草经集注》等，均无"白术"条，而只有"术"条。至 659 年之《新修本草》时，仍无"白术"条。但在"术"条下云："术乃有两种，白术叶大有毛而作桠，根甜而少膏，可作丸散用；赤术叶细无桠，根小苦而多膏，可作煎用。昔刘涓子（442 年左右）挪取其精而丸之，名守金丸，可以长生。”由此知白术最早之使用，见于刘涓子。至《千金要方》时，则书中普遍使用“白术”之名，是唐代“白术”之名，开始流行。《伤寒论》为唐代之作，故书中使用“白术”之名。

10.“将息”一词，作为“调理”“调养”之义，产生在唐代

唐《韩愈与罗群书》:“将息之道，当先理心。”唐《白居易诗》:“亦知数出妨将息，不可端居守寂寥。”唐代王建诗:“千万求方好将息，杏花寒食约同行。”《伤寒论》14 条“桂枝加葛根汤方”下之“余如桂枝法将息及禁忌”,《伤寒论》21 条、22 条“桂枝去芍药汤”及“桂枝去芍药加附子汤方”下均云“将息如前法”,《伤寒论》31 条“葛根汤方”下之“余如桂枝法将息及禁忌”,《伤寒论》35 条“麻黄汤方”下之“余如桂枝法将息”。

11.“再”，作为副词，专指第二次，唐代开始普遍使用

郭锡良等主编的《古代汉语》:“到了唐代，‘再’可以专指

第二次。如杜甫《后游修觉寺》诗：'寺忆新游处，桥怜再渡时。'"《伤寒论》中"再"专指第二次的例子：

《伤寒论》29 条"四逆汤方"下之"分温再服"，34 条"葛根黄芩黄连汤方"下之"分温再服"。《伤寒论》76 条、79 条、80 条之"栀子豉汤方""栀子甘草豉汤方""栀子生姜豉汤方""栀子厚朴汤方""栀子干姜汤方"后均云："分二服，温进一服。"可证上 29 条及 34 条之"再"，专指第二次而言。

12. "便"作为副词，唐以前多为"立即"之义。而"就""于是"之义，是后起之义

唐代杜甫诗《闻官军收河南河北》："即从巴峡穿巫峡，便下襄阳向洛阳。"《伤寒论》49 条："须表里实，津液自和，便自汗出愈。"此处"便"，解作"立即"之义，显然是不妥的。故此处"便"，应为"于是""就"之义。

13. "却"，唐代出"反而"之义

"却"，唐以前多有返回、返还之义。郑玄《礼记注》："却，返也。"《助字辨略·卷五》："却，还也。"《尔雅·释言》："还，返也。"邢昺疏："回，返也。""返"与"反"通。《左传·哀公十六年》陆德明释义："返，通作反。"

至唐代，"却"始产生出"反而"之义。唐代李白诗："人

攀明月不可得，月行却与人相随。”唐代司空图诗：“逢人渐觉乡音异，却恨莺声似故山。”《辞通》：“却，犹反也。”《伤寒论》24 条：“太阳病，初服桂枝汤，反烦不解者，先刺风池、风府，却与桂枝汤则愈。”104 条：“凡柴胡汤病证而下之，若柴胡证不罢者，复与柴胡汤，必蒸蒸而振，却发热汗出而解。”35 条：“伤寒厥而心下悸，宜先治水，当服茯苓甘草汤，却治其厥。不尔，水渍入胃，必作利也。”三条之“却”，均为连词，“反而”之义。

14.“血室”之名，出现在唐代

把子宫称作“血室”，是唐代的事。汉晋南北朝之时，并无此称谓。隋代《诸病源候论·卷七》：“阳明病，下血而谵语者，此为热入血室。”此时“血室”，尚不指子宫。《千金翼方·卷九·太阳病杂疗法第七》：“妇人中风，发热恶寒，经水适来，得之七八日，热除而脉迟，身凉，胸胁下满，如结胸状，谵语，此为热入血室，当刺期门，随其虚实而取之。”“妇人中风七八日，续得寒热，当发有时，经水适断者，此为热入血室。其血必结，故使入疟状，发作有时，小柴胡汤主之。”“妇人伤寒发热，经水适来，昼日了了，暮则谵语，如见鬼状，此为热入血室。无犯胃气及上二焦，必当自愈。”此“血室”，首次指子宫。

《金匮玉函经·卷三·辨太阳病形证治下第四》：“妇人中

风，发热恶寒，经水适来，得之七八日，热除而脉迟，身凉，胸胁下满，如结胸状，其人谵语，此为热入血室，当刺期门，随其虚实而取之。”“妇人中风七八日，续得寒热，发作有时，经水适断者，此为热入血室。其血必结，故使如疟状，发作有时，小柴胡汤主之。”“妇人伤寒，发热，经水适来，昼日明了，暮则谵语，如见鬼状者，此为热入血室。无犯胃气及上二焦，必当自愈。”

《伤寒论》143 条：“妇人中风，发热恶寒，经水适来，得之七八日，热除而脉迟身凉，胸胁下满，如结胸状，谵语者，此为热人血室。当刺期门，随其实而取之。”144 条：“妇人中风七八日，续得寒热，发作有时，经水适断者，此为热入血室。其血必结，故使如疟状，发作有时，小柴胡汤主之。”145 条：“妇人伤寒发热，经水适来，昼日明了，暮则谵语，如见鬼状者，此为热入血室。无犯胃气及上二焦，必自愈。”

《金匮要略·妇人杂病脉证并治第二十二》：“妇人中风七八日，续得寒热，发作有时，经水适断者，此为热人血室。其血必结，故使如疟状，发作有时，小柴胡汤主之。”“妇人伤寒发热，经水适来，昼日明了，暮则谵语，如见鬼状者，此为热入血室。无犯胃气及上二焦，必自愈。”“妇人中风，发热恶寒，经水适来，得七八日，热除脉迟，身凉和，胸胁满，如结胸状，谵语者，此为热入血室。当刺期门，随其实而取之。”

15. “一厢”为唐时之语

《外台秘要·卷二》引张仲景《伤寒论》百合滑石代赭汤煎服法云:“右三味，先以泉水二升煮百合取一升，去滓，置一厢。又以泉水二升，煮和二味，取一升。”“一厢”，为唐时语。“一旁”之义。王维《送李睢阳》:“黄纸诏书出东厢。”赵殿成注:“正殿两旁有室，即厢也。”

16. “脚”字的书面使用，在晋以后

“脚”的本义是“小腿”。《说文·肉部》:“脚，胫也。”《中华大字典》:“脚者，膝下踝上，兼胫腓之总名。”“脚”字指现在的脚且在书面语言上的使用，是晋以后，大约是400年之后的事。610年成书之《诸病源候论·卷十三》有“脚气病诸候”。据其中“其状自膝至脚有不仁”“或脚指反膝胫洒洒尔”“将两手急捉脚涌泉”等句，此“脚”字，正指现在的脚。隋唐时期，尤其是唐代，“脚”字在书面语言上的使用，逐渐增多并普及，于是唐代出现了“脚力”“脚价”“脚钱”“日脚”“雨脚”等“脚”字的关联或引申词。

《伤寒论》中有“脚挛急”“其脚”“两脚”等语，这可视作其成书于唐代的又一个佐证。《伤寒论》29条:“伤寒，脉浮，自汗出，小便数，心烦，微恶寒者，脚挛急，反与桂枝欲攻其表，此误也。得之便厥，咽中干，烦躁吐逆者，作甘草干姜汤

与之，以复其阳。若厥愈足温者，更作芍药甘草与之，其脚即伸。”《伤寒论》30 条：“问曰：证象阳旦，按法治之而增剧，厥逆，咽中干，两胫拘急而谵语，师曰：言夜半手足当温，两脚当伸。”

17. 炙甘草的使用

汉时并无炙甘草的使用。晋时开始使用“炙甘草”。晋时之《范汪方》《刘涓子鬼遗方》《小品方》等，均有使用炙甘草的方剂。唐代孙思邈《备急千金要方·卷一·序例》：“凡用甘草、厚朴、石南、茵芋、藜芦、皂角之类，皆炙之。”这说明当时似已形成惯例，凡用甘草必炙。但在孙氏的《备急千金要方》中却恰恰相反，方剂中的甘草，基本上都是生用。至 682 年孙思邈之《千金翼方》时，开始真正印证了逢甘草必炙的说法。方剂中用的，几乎全是炙甘草。个别用生甘草的方剂中，反倒要注明“生用”二字。在《伤寒论》112 首方剂中，就有 68 首方剂中有炙甘草，生甘草几乎不用。这与孙思邈凡用甘草必炙的说法，与《千金翼方》（682）凡用甘草必炙的用药特征相符合。这说明《伤寒论》的成书年代，距《千金翼方》不会很远。

18.《伤寒论》试题

《唐六典·卷十四》：“针生习《素问》《黄帝针经》《明堂》

《流注》《偃侧》等图，《赤乌神针》等经，业成者，试《素问》四条，《黄帝针经》《明堂》《脉诀》各二条。”是《唐六典》成书之时（739），尚无《伤寒论》试题。至《唐会要》卷82载：“乾元元年（758）二月五日制，自今以后，有以医术入仕者，同明经例处分。至三年（761）正月十日，右金吾长史王淑奏：‘医术请同明法选人。自今以后，各试医经方术策十道。《本草》二道，《脉经》二道，《素问》十道，张仲景《伤寒论》二道，诸杂经方义二道。通七以上留，已下放。”739年，《伤寒论》问世时间尚短，故无该书试题。至761年，《伤寒论》名气渐大，所以出现在了官方的考题中了。

附2：

《伤寒论》397条原文

辨太阳病脉证并治上

1. 太阳之为病，脉浮，头项强痛而恶寒。

2. 太阳病，发热，汗出，恶风，脉缓者，名为中风。

3. 太阳病，或已发热，或未发热，必恶寒，体痛，呕逆，脉阴阳俱紧者，名为伤寒。

4. 伤寒一日，太阳受之，脉若静者，为不传；颇欲吐，若躁烦，脉数急者，为传也。

5. 伤寒二三日，阳明少阳证不见者，为不传也。

6. 太阳病，发热而渴，不恶寒者，为温病。若发汗已，身灼热者，名风温。风温为病，脉阴阳俱浮，自汗出，身重，多眠睡，鼻息必鼾，语言难出。若被下者，小便不利，直视失溲；若被火者，微发黄色，剧则如惊痫，时瘛疭，若火熏之。一逆尚引日，再逆促命期。

7. 病有发热恶寒者，发于阳也；无热恶寒者，发于阴也。发于阳，七日愈；发于阴，六日愈。以阳数七，阴数六故也。

8. 太阳病，头痛至七日以上自愈者，以行其经尽故也；若欲作再经者，针足阳明，使经不传则愈。

9. 太阳病，欲解时，从巳至未上。

10. 风家，表解而不了了者，十二日愈。

11. 病人身大热，反欲得衣者，热在皮肤，寒在骨髓也；身大寒，反不欲近衣者，寒在皮肤，热在骨髓也。

12. 太阳中风，阳浮而阴弱，阳浮者热自发，阴弱者汗自出，啬啬恶寒，淅淅恶风，翕翕发热，鼻鸣干呕者，桂枝汤主之。

桂枝汤方

桂枝三两（去皮） 芍药三两 甘草二两（炙） 生姜三两（切） 大枣十二枚（擘）

上五味，㕮咀三味，以水七升，微火煮取三升，去滓，适寒温，服一升。服已须臾，歠热稀粥一升余，以助药力。温覆令一时许，遍身漐漐微似有汗者益佳，不可令如水流漓，病必不除。若一服汗出病差，停后服，不必尽剂。若不汗，更服依前法。又不汗，后服小促其间，半日许，令三服尽。若病重者，一日一夜服，周时观之。服一剂尽，病证犹在者，更作服。若汗不出，乃服至二三剂。禁生冷、粘滑、肉面、五辛、酒酪，臭恶等物。

13. 太阳病，头痛，发热，汗出，恶风，桂枝汤主之。

14. 太阳病，项背强几几，反汗出恶风者，桂枝加葛根汤主之。

桂枝加葛根汤方

葛根四两 麻黄三两（去节） 芍药二两 生姜三两（切） 甘草二两（炙） 大枣十二枚（擘） 桂枝二两（去皮）

上七味，以水一斗，先煮麻黄、葛根，减二升，去上沫，内诸药，煮取三升，去滓。温服一升。覆取微似汗，不须啜粥。余如桂枝法将息及禁忌。

15. 太阳病，下之后，其气上冲者，可与桂枝汤。方用前法。若不上冲者，不得与之。

16. 太阳病三日，已发汗，若吐、若下、若温针，仍不解者，此为坏病，桂枝不中与之也。观其脉证，知犯何逆，随证治之。

17（16）. 桂枝本为解肌，若其人脉浮紧，发热汗不出者，不可与之也。常须识此，勿令误也。

18（17）. 若酒客病，不可与桂枝汤，得之则呕，以酒客不喜甘故也。

19（18）. 喘家，作桂枝汤，加厚朴、杏子佳。

20（19）. 凡服桂枝汤吐者，其后必吐脓血也。

21（20）. 太阳病，发汗，遂漏不止，其人恶风，小便难，四肢微急，难以屈伸者，桂枝加附子汤主之。

桂枝加附子汤方

桂枝三两（去皮） 芍药三两 甘草三两（炙） 生姜三两（切） 大枣十二枚（擘） 附子一枚（炮，去皮，破八片）

上六味，以水七升，煮取三升，去滓，温服一升。本云桂枝汤，今加附子。将息如前法。

22（21、22）. 太阳病，下之后，脉促胸满者，桂枝去芍药汤主之。若微寒者，桂枝去芍药加附子汤主之。

桂枝去芍药汤方

桂枝三两（去皮） 甘草二两（炙） 生姜三两（切） 大枣十二枚（擘）

上四味，以水七升，煮取三升，去滓，温服一升。本云桂枝汤，今去芍药。将息如前法。

桂枝去芍药加附子汤方

桂枝三两（去皮） 甘草二两（炙） 生姜三两（切） 大枣十二枚（擘） 附子一枚（炮，去皮，破八片）

上五味，以水七升，煮取三升，去滓，温服一升。本云桂枝汤，今去芍药加附子。将息如前法。

23. 太阳病，得之八九日，如疟状，发热恶寒，热多寒少，其人不呕，清便欲自可，一日二三度发。脉微缓者，为欲愈也；脉微而恶寒者，此阴阳俱虚，不可更发汗、更下、更吐也；面色反有热色者，未欲解也，以其不能得小汗出，身必痒，宜桂枝麻黄各半汤。

桂枝麻黄各半汤方

桂枝一两十六铢（去皮） 芍药 生姜（切） 甘草

（炙） 麻黄（去节）各一两 大枣四枚（擘） 杏仁二十四枚（汤浸，去皮尖及两仁者）

上七味，以水五升，先煮麻黄一二沸，去上沫，内诸药，煮取一升八合，去滓，温服六合。本云桂枝汤三合，麻黄汤三合，并为六合，顿服。将息如上法。

24. 太阳病，初服桂枝汤，反烦不解者，先刺风池、风府，却与桂枝汤则愈。

25. 服枝汤，大汗出，脉洪大者，与桂枝汤，如前法。若形似疟，一日再发者，汗出必解，宜桂枝二麻黄一汤。

桂枝二麻黄一汤方

桂枝一两十七铢（去皮） 芍药一两六铢 麻黄十六铢（去节） 生姜一两六铢（切） 杏仁十六个（去皮尖） 甘草一两二铢（炙） 大枣五枚（擘）

上七味，以水五升，先煮麻黄一二沸，去上沫，内诸药，煮取二升，去滓，温服一升，日再服。本云桂枝汤二分，麻黄汤一分，合为二升，分再服。今合为一方，将息如前法。

26. 服桂枝汤，大汗出后，大烦渴不解，脉洪大者，白虎加人参汤主之。

白虎加人参汤方

知母六两　石膏一斤（碎，绵裹）　甘草二两（炙）　粳米六合　人参三两

上五味，以水一斗，煮米熟汤成，去滓，温服一升，日三服。

27. 太阳病，发热恶寒，热多寒少。脉微弱者，此无阳也，不可发汗，宜桂枝二越婢一汤。

桂枝二越婢一汤方

桂枝（去皮）　芍药　麻黄　甘草（炙）各十八铢　大枣四枚（擘）　生姜一两二铢（切）　石膏二十四铢（碎，绵裹）

上七味，以水五升，煮麻黄一二沸，去上沫，内诸药，煮取二升，去滓，温服一升。本云当裁为越婢汤、桂枝汤合之，饮一升。今合为一方，桂枝汤二分，越婢汤一分。

28. 服桂枝汤，或下之，仍头项强痛，翕翕发热，无汗，心下满，微痛，小便不利者，桂枝去桂加茯苓白术汤主之。

桂枝去桂加茯苓白术汤方

芍药三两　甘草二两（炙）　生姜（切）　白术　茯苓各三两　大枣十二枚（擘）

上六味，以水八升，煮取三升，去滓，温服一升。小便利则愈。本云桂枝汤，今去桂枝，加茯苓、白术。

29. 伤寒，脉浮，自汗出，小便数，心烦，微恶寒，脚挛急。反与桂枝，欲攻其表，此误也。得之便厥，咽中干，烦躁，吐逆者，作甘草干姜汤与之，以复其阳；若厥愈足温者，更作芍药甘草汤与之，其脚即伸。若胃气不和，谵语者，少与调胃承气汤；若重发汗，复加烧针者，四逆汤主之。

甘草干姜汤方

甘草四两（炙） 干姜二两

上二味，以水三升，煮取一升五合，去滓，分温再服。

芍药甘草汤方

白芍药 甘草（炙）各四两

上二味，以水三升，煮取一升五合，去滓，分温再服。

调胃承气汤方

大黄四两（去皮，清酒洗） 甘草二两（炙） 芒硝半升

上三味，以水三升，煮取一升，去滓，内芒硝，更上火微煮令沸，少少温服之

四逆汤方

甘草二两（炙） 干姜一两半 附子一枚（生用，去皮，破八片）

上三味，以水三升，煮取一升二合，去滓，分温再服。强人可大附子一枚，干姜三两。

30. 问曰：证象阳旦，按法治之而增剧，厥逆，咽中干，

两胫拘急而谵语。师曰：言夜半手足当温，两脚当伸。后如师言。何以知此？答曰：寸口脉浮而大，浮为风，大为虚，风则生微热，虚则两胫挛，病形象桂枝，因加附子参其间，增桂令汗出，附子温经，亡阳故也。厥逆，咽中干，烦躁，阳明内结，谵语烦乱，更饮甘草干姜汤。夜半阳气还，两足当热，胫尚微拘急，重与芍药甘草汤，尔乃胫伸。以承气汤微溏，则止其谵语，故知病可愈。

辨太阳病脉证并治中

31. 太阳病，项背强几几，无汗，恶风，葛根汤主之。

葛根汤方

葛根四两　麻黄三两（去节）　桂枝二两（去皮）　生姜三两（切）　甘草二两（炙）　芍药二两　大枣十二枚（擘）

上七味，以水一斗，先煮麻黄、葛根，减二升，去白沫，内诸药，煮取三升，去滓，温服一升。覆取微似汗。余如桂枝法将息及禁忌。诸汤皆仿此。

32. 太阳与阳明合病者，必自下利，葛根汤主之。

33. 太阳与阳明合病，不下利，但呕者，葛根加半夏汤主之。

葛根加半夏汤方

葛根四两　麻黄三两（去节）　甘草二两（炙）　芍药二两　桂枝二两（去皮）　生姜二两（切）　半夏半升（洗）　大枣十二枚（擘）

上八味，以水一斗，先煮葛根、麻黄，减二升，去白沫，内诸药，煮取三升，去滓，温服一升。覆取微似汗。

34. 太阳病，桂枝证，医反下之，利遂不止，脉促者，表未解也；喘而汗出者，葛根黄芩黄连汤主之。

葛根黄芩黄连汤方

葛根半斤　甘草二两（炙）　黄芩三两　黄连三两

上四味，以水八升，先煮葛根，减二升，内诸药，煮取二升，去滓，分温再服。

35. 太阳病，头痛发热，身疼腰痛，骨节疼痛，恶风，无汗而喘者，麻黄汤主之。

麻黄汤方

麻黄三两（去节）　桂枝二两（去皮）　甘草一两（炙）　杏仁七十个（去皮尖）

上四味，以水九升，先煮麻黄，减二升，去上沫，内诸药，煮取二升半，去滓，温服八合。覆取微似汗，不须啜粥。余如桂枝法将息。

36. 太阳与阳明合病，喘而胸满者，不可下，宜麻黄汤。

37. 太阳病，十日以去，脉浮细而嗜卧者，外已解也，设胸满胁痛者，与小柴胡汤；脉但浮者，与麻黄汤。

小柴胡汤方

柴胡半斤　黄芩　人参　甘草（炙）　生姜各三两（切）　大枣十二枚（擘）　半夏半升（洗）

上七味，以水一斗二升，煮取六升，去滓，再煎取三升，温服一升，日三服。

38. 太阳中风，脉浮紧，发热恶寒，身疼痛，不汗出而烦躁者，大青龙汤主之。若脉微弱，汗出恶风者，不可服之。服之则厥逆，筋惕肉瞤，此为逆也。

大青龙汤方

麻黄六两（去节）　桂枝二两（去皮）　甘草二两（炙）　杏仁四十枚（去皮尖）　生姜三两（切）　大枣十枚（擘）　石膏如鸡子大（碎）

上七味，以水九升，先煮麻黄，减二升，去上沫，内诸药，煮取三升，去滓，温服一升。取微似汗。汗出多者，温粉粉之。一服汗者，停后服。若复服，汗多亡阳遂虚，恶风，烦躁，不得眠也。

39. 伤寒，脉浮缓，身不疼，但重，乍有轻时，无少阴证者，大青龙汤发之。

40. 伤寒表不解，心下有水气，干呕，发热而咳，或渴，或利，或噎，或小便不利，少腹满，或喘者，小青龙汤主之。

小青龙汤方

麻黄（去节） 芍药 细辛 干姜 甘草（炙） 桂枝（去皮）各三两 五味子 半夏（洗）各半升

上八味，以水一斗，先煮麻黄，减二升，去上沫，内诸药，煮取三升，去滓，温服一升。若渴，去半夏，加栝楼根三两；若微利，去麻黄，加荛花，如一鸡子，熬令赤色；若噎者，去麻黄，加附子一枚，炮；若小便不利，少腹满者，去麻黄，加茯苓四两；若喘，去麻黄，加杏仁半升，去皮尖。且荛花不治利，麻黄主喘，今此语反之，疑非仲景意。

41. 伤寒，心下有水气，咳而微喘，发热不渴，服汤已渴者，此寒去欲解也，小青龙汤主之。

42. 太阳病，外证未解，脉浮弱者，当以汗解，宜桂枝汤。

43. 太阳病，下之微喘者，表未解故也，桂枝加厚朴杏子汤主之。

桂枝加厚朴杏子汤方

桂枝三两（去皮） 甘草二两（炙） 生姜三两（切） 芍药三两 大枣十二枚（擘） 朴厚二两（炙，去皮） 杏仁五十枚（去皮尖）

上气味，以水七升，微火煮取三升，去滓，温服一升，覆取微似汗。

44. 太阳病，外证未解，不可下也，下之为逆，欲解外者，宜桂枝汤。

45. 太阳病，先发汗，不解，而复下之，脉浮者不愈。浮为在外，而反下之，故令不愈。今脉浮，故知在外，当须解外则愈，宜桂枝汤。

46. 太阳病，脉浮紧，无汗，发热，身疼痛，八九日不解，表证仍在，此当发其汗。服药已微除，其人发烦，目瞑，剧者必衄，衄乃解，所以然者，阳气重故也。麻黄汤主之。

47. 太阳病，脉浮紧，发热，身无汗，自衄者愈。

48. 二阳并病，太阳初得病时，发其汗，汗先出不彻，因转属阳明，续自微汗出，不恶寒。若太阳病证不罢者，不可下，下之为逆，如此可小发汗。设面色缘缘正赤者，阳气怫郁在表，当解之熏之。若发汗不彻，不足言，阳气怫郁不得越，当汗不汗，其人躁烦，不知痛处，乍在腹中，乍在四肢，按之不可得，其人短气但坐，以汗出不彻故也，更发汗则愈，何以知汗出不彻，以脉涩故知也。

49. 脉浮数者，法当汗出而愈，若下之，身重，心悸者，不可发汗，当自汗出乃解。所以然者，尺中脉微，此里虚，须表里实，津液自和，便自汗出愈。

50. 脉浮紧者，法当身疼痛，宜以汗解之。假令尺中迟者，不可发汗，何以知然？以荣气不足，血少故也。

51. 脉浮者，病在表，可发汗，宜麻黄汤。

52. 脉浮而数者，可发汗，宜麻黄汤。

53. 病常自汗出者，此为荣气和，荣气和者，外不谐，以卫气不共荣气谐和故尔，以荣行脉中，卫行脉外，复发其汗，荣卫和则愈，宜桂枝汤。

54. 病人脏无他病，时发热自汗出而不愈者，此卫气不和也，先其时发汗则愈，宜桂枝汤。

55. 伤寒，脉浮紧，不发汗，因致衄者，麻黄汤主之。

56. 伤寒，不大便六七日，头痛有热者，与承气汤；其小便清者，知不在里，仍在表也，当须发汗，若头痛者，必衄，宜桂枝汤。

57. 伤寒，发汗，已解，半日许复烦，脉浮数者，可更发汗，宜桂枝汤。

58. 凡病，若发汗、若吐、若下，若亡血、亡津液，阴阳自和者，必自愈。

59. 大下之后，复发汗，小便不利者，亡津液故也，勿治之，得小便利，必自愈。

60. 下之后，复发汗，必振寒，脉微细，所以然者，以内外俱虚故也。

61. 下之后，复发汗，昼日烦躁不得眠，夜而安静，不呕，不渴，无表证，脉沉微，身无大热者，干姜附子汤主之。

干姜附子汤方

干姜一两　附子一枚（生用，去皮，切八片）

上二味，以水三升，煮取一升，去滓，顿服。

62. 发汗后，身疼痛，脉沉迟者，桂枝加芍药生姜各一两人参三两新加汤主之。

桂枝加芍药生姜各一两人参三两新加汤方

桂枝三两（去皮） 芍药四两　甘草二两（炙） 人参三两　大枣十二枚（擘） 生姜四两

上六味，以水一斗二升，煮取三升，去滓，温服一升。本云桂枝汤，今加芍药、生姜、人参。

63. 发汗后，不可更行桂枝汤，汗出而喘，无大热者，可与麻黄杏仁甘草石膏汤。

麻黄杏仁甘草石膏汤方

麻黄四两（去节） 杏仁五十个（去皮尖） 甘草二两（炙） 石膏半斤（碎，绵裹）

上四味，以水七升，煮麻黄，减二升，去上沫，内诸药，煮取二升，去滓，温服一升。本云黄耳杯。

64. 发汗过多，其人叉手自冒心，心下悸，欲得按者，桂枝甘草汤主之。

桂枝甘草汤方

桂枝四两（去皮） 甘草二两（炙）

上二味，以水三升，煮取一升，去滓，顿服。

65. 发汗后，其人脐下悸者，欲作奔豚，茯苓桂枝甘草大枣汤主之。

茯苓桂枝甘草大枣汤方

茯苓半斤　桂枝四两（去皮）甘草二两（炙）大枣十五枚（擘）

上四味，以甘澜水一斗，先煮茯苓，减二升，内诸药，煮取三升，去滓，温服一升，日三服。

作甘澜水法：取水二斗，置大盆内，以杓扬之，水上有珠子五六千颗相逐，取用之。

66. 发汗后，腹胀满者，厚朴生姜半夏甘草人参汤主之。

厚朴生姜半夏甘草人参汤方

厚朴半斤（炙，去皮）生姜半斤（切）半夏半升（洗）甘草二两　人参一两

上五味，以水一斗，煮取三升，去滓，温服一升，日三服。

67. 伤寒，若吐、若下后，心下逆满，气上冲胸，起则头眩，脉沉紧，发汗则动经，身为振振摇者，茯苓桂枝白术甘草汤主之。

茯苓桂枝白术甘草汤方

茯苓四两　桂枝三两（去皮）　白术　甘草（炙）各二两

上四味，以水六升，煮取三升，去滓，分温三服。

68. 发汗，病不解，反恶寒者，虚故也。芍药甘草附子汤主之。

芍药甘草附子汤方

芍药　甘草（炙）各三两　附子一两（炮，去皮，破八片）

上三味，以水五升，煮取一升五合，去滓，分温三服。疑非仲景方。

69. 发汗，若下之，病仍不解，烦躁者，茯苓四逆汤主之。

茯苓四逆汤方

茯苓四两　人参一两　附子一枚（生用，去皮，破八片）　甘草二两（炙）　干姜一两半

上五味，以水五升，煮取三升，去滓，温服七合，日二服。

70. 发汗后，恶寒者，虚故也；不恶寒，但热者，实也，当和胃气，与调胃承气汤。

71. 太阳病，发汗后，大汗出，胃中干，烦躁不得眠，欲得饮水者，少少与饮之，令胃气和则愈。若脉浮，小便不利，微热消渴者，五苓散主之。

五苓散方

猪苓十八铢（去皮） 泽泻一两六铢 白术十八铢 茯苓十八铢 桂枝半两（去皮）

上五味，捣为散，以白饮和服方寸匕，日三服。多饮煖水，汗出愈。如法将息。

72. 发汗已，脉浮数，烦渴者，五苓散主之。

73. 伤寒，汗出而渴者，五苓散主之；不渴者，茯苓甘草汤主之。

茯苓甘草汤方

茯苓二两 桂枝二两（去皮） 甘草一两（炙） 生姜三两（切）

上四味，以水四升，煮取二升，去滓，分温三服。

74. 中风发热，六七日不解而烦，有表里证，渴欲饮水，水入则吐者，名曰水逆，五苓散主之。

75. 未持脉时，病人手叉自冒心，师因教试令咳，而不咳者，此必两耳聋无闻也，所以然者，以重发汗虚故如此。

76（75）.发汗后，饮水多，必喘；以水灌之，亦喘。

77（76）.发汗后，水药不得入口，为逆；若更发汗，必吐下不止。

78（76）.发汗吐下后，虚烦不得眠，若剧者，必反覆颠倒，心中懊憹，栀子豉汤主之；若少气者，栀子甘草豉汤主之；若呕者，栀子生姜豉汤主之。

栀子豉汤方

栀子十四个（擘） 香豉四合（绵裹）

上二味，以水四升，先煮栀子得二升半，内豉，煮取一升半，去滓，分为二服，温进一服。得吐者，止后服。

栀子甘草豉汤方

栀子十四个（擘） 甘草二两（炙） 香豉四合（绵裹）

上三味，以水四升，先煮栀子、甘草，取二升半，内豉，煮取一升半，去滓，分二服，温进一服。得吐者，止后服。

栀子生姜豉汤方

栀子十四个（擘） 生姜五两 香豉四合（绵裹）

上三味，以水四升，先煮栀子、生姜，取二升半，内豉，煮取一升半，去滓，分二服，温进一服。得吐者，止后服。

79（77）. 发汗，若下之，而烦热，胸中窒者，栀子豉汤主之。

80（78）. 伤寒五六日，大下之后，身热不去，心中结痛者，未欲解也，栀子豉汤主之。

81（79）. 伤寒下后，心烦腹满，卧起不安者，栀子厚朴汤主之。

栀子厚朴汤方

栀子十四个（擘） 厚朴四两（炙，去皮） 枳实四枚（水浸，炙令黄）

上三味，以水三升半，煮取一升半，去滓，分二服，温进一服。得吐者，止后服。

82（80）. 伤寒，医以丸药大下之，身热不去，微烦者，栀子干姜汤主之。

栀子干姜汤方

栀子十四个（擘） 干姜二两

上二味，以水三升半，煮取一升半，去滓，分二服，温进一服。得吐者，止后服。

83（81）. 凡用栀子汤，病人旧微溏者，不可与服之。

84（82）. 太阳病，发汗，汗出不解，其人仍发热，心下悸，头眩，身瞤动，振振欲擗地者，真武汤主之。

真武汤方

茯苓　芍药　生姜（切）各三两　白术二两　附子一枚（炮，去皮，破八片）

上五味，以水八升，煮取三升，去滓，温服七合，日三服。

85（83）. 咽喉干燥者，不可发汗。

86（84）. 淋家，不可发汗，汗出必便血。

87（85）. 疮家，虽身疼痛，不可发汗，汗出则痓。

88（86）. 衄家，不可发汗，汗出，必额上陷，脉急紧，直视不能眴，不得眠。

89（87）. 亡血家，不可发汗，发汗则寒栗而振。

90（88）. 汗家重发汗，必恍惚心乱，小便已阴疼，与禹余粮丸（方本阙）。

91（89）. 病人有寒，复发汗，胃中冷，必吐蛔。

92（90）. 本发汗，而复下之，此为逆也；若先发汗，治不为逆。本先下之，而反汗之，为逆；若先下之，治不为逆。

93（91）. 伤寒，医下之，续得下利，清谷不止，身疼痛者，急当救里；后身疼痛，清便自调者，急当救表。救里，宜四逆汤；救表，宜桂枝汤。

94（92）. 病发热头痛，脉反沉，若不差，身体疼痛，当救其里，四逆汤方。

95（93）. 太阳病，先下而不愈，因复发汗，以此表里俱虚，其人因致冒，冒家汗出自愈，所以然者，汗出表和故也；里未和，然后复下之。

96（94）. 太阳病未解，脉阴阳俱停，必先振栗，汗出而解。但阳脉微者，先汗出而解；但阴脉微者，下之而解。若欲下之，宜调胃承气汤。

97（95）. 太阳病，发热汗出者，此为荣弱卫强，故使汗出，欲救邪风者，宜桂枝汤。

98（96）. 伤寒五六日，中风，往来寒热，胸胁苦满，嘿嘿不欲饮食，心烦喜呕，或胸中烦而不呕，或渴，或腹中痛，或胁下痞硬，或心下悸、小便不利，或不渴、身有微热，或咳者，小柴胡汤主之。

小柴胡汤方

柴胡半斤　黄芩三两　人参三两　半夏半升（洗） 甘草（炙） 生姜（切）各三两　大枣十二枚（擘）

上七味，以水一斗二升，煮取六升，去滓，再煎取三升，温服一升，日三服。若胸中烦而不呕者，去半夏、人参，加栝楼实一枚。若渴，去半夏，加人参合前成四两半，栝楼根四两。若腹中痛者，去黄芩，加芍药三两。若胁下痞硬，去大枣，加牡蛎四两。若心下悸，小便不利者，去黄芩，加茯苓四两。若不渴、外有微热者，去人参，加桂枝三两，温覆微汗愈。若咳者，去人参、大枣、生姜，加五味子半升，干姜二两。

99（97）. 血弱气尽，腠理开，邪气因入，与正气相抟，结于胁下，正邪分争，往来寒热，休作有时，嘿嘿不欲饮食，脏腑相连，其痛必下，邪高痛下，故使呕也，小柴胡汤主之。服柴胡汤已，渴者，属阳明，以法治之。

100（98）. 得病六七日，脉迟浮弱，恶风寒，手足温，医二三下之，不能食，而胁下满痛，面目及身黄，颈项强，小便难者，与柴胡汤，后必下重。本渴饮水而呕者，柴胡汤不中与也，食谷者哕。

101（99）. 伤寒四五日，身热恶风，颈项强，胁下满，手足温而渴者，小柴胡汤主之。

102（100）. 伤寒，阳脉涩，阴脉弦，法当腹中急痛，先与小建中汤；不差者，小柴胡汤主之。

小建中汤方

桂枝三两（去皮） 甘草二两（炙） 大枣十二枚（擘） 芍药六两 生姜三两（切） 胶饴一升

上六味，以水七升，煮取三升，去滓，内饴，更上微火消解，温服一升，日三服。呕家不可用建中汤，以甜故也。

103（101）. 伤寒中风，有柴胡证，但见一证便是，不必悉具。

104（101）. 凡柴胡汤病证而下之，若柴胡证不罢者，复与柴胡汤，必蒸蒸而振，却复发热汗出而解。

105（102）. 伤寒二三日，心中悸而烦者，小建中汤主之。

106（103）. 太阳病，过经十余日，反二三下之，后四五日，柴胡证仍在者，先与小柴胡；呕不止，心下急，郁郁微烦者，为未解也，与大柴胡汤下之则愈。

大柴胡汤方

柴胡半斤　黄芩三两　芍药三两　半夏半升（洗）　生姜五两（切）　枳实四枚（炙）　大枣十二枚（擘）

上七味，以水一斗二升，煮取六升，去滓，再煎，温服一升，日三服。一方，加大黄二两。若不加，恐不为大柴胡汤。

107（104）. 伤寒十三日不解，胸胁满而呕，日晡所发潮热。已而微利。此本柴胡证，下之以不得利，今反利者，知医以丸药下之，此非其治也。潮热者，实也，先宜服小柴胡汤以解外，后以柴胡加芒硝汤主之。

柴胡加芒硝汤方

柴胡二两十六铢　黄芩一两　人参一两　甘草一两（炙）　生姜一两（切）　半夏二十铢（本云五枚，洗）　大枣四枚（擘）　芒硝二两

上八味，以水四升，煮取二升，去滓，内芒硝，更煮微沸，分温再服。不解，更作。

108（105）. 伤寒十三日，过经谵语者，以有热也，当以汤下之。若小便利者，大便当硬，而反下利，脉调和者，

知医以丸药下之，非其治也，若自下利者，脉当微厥；今反和者，此为内实也，调胃承气汤主之。

109（106）. 太阳病不解，热结膀胱，其人如狂，血自下，下者愈。其外不解者，尚未可攻，当先解其外。外解已，但少腹急结者，乃可攻之，宜桃核承气汤。

桃核承气汤方

桃仁五十个（去皮尖） 大黄四两 桂枝二两（去皮） 甘草二两（炙） 芒硝二两

上五味，以水七升，煮取二升半，去滓，内芒硝，更上火微沸，下火，先食温服五合，日三服。当微利。

110（107）. 伤寒八九日，下之，胸满烦惊，小便不利，谵语，一身尽重，不可转侧者，柴胡加龙骨牡蛎汤主之。

柴胡加龙骨牡蛎汤方

柴胡四两 龙骨 黄芩 生姜（切） 铅丹 人参 桂枝（去皮） 茯苓各一两半 半夏二合半（洗） 大黄二两 牡蛎一两半（熬） 大枣六枚（擘）

上十二味，以水八升，煮取四升，内大黄，切如棋子，更煮一两沸，去滓，温服一升。本云柴胡汤，今加龙骨等。

111（108）. 伤寒，腹满谵语，寸口脉浮而紧，此肝乘脾也，名曰纵，刺期门。

112（109）. 伤寒，发热，啬啬恶寒，大渴欲饮水，其腹必满，自汗出，小便利，其病欲解，此肝乘肺也，名曰横，刺期门。

113（110）. 太阳病二日，反躁，凡熨其背而大汗出，大热入胃，胃中水竭，躁烦，必发谵语，十余日，振栗，自下利者，此为欲解也。故其汗从腰以下不得汗，欲小便不得，反呕，欲失溲，足下恶风，大便硬，小便当数，而反不数，及不多，大便已，头卓然而痛，其人足心必热，谷气下流故也。

114（111）. 太阳病，中风，以火劫发汗，邪风被火热，血气流溢，失其常度。两阳相熏灼，其身发黄。阳盛则欲衄，阴虚小便难。阴阳俱虚竭，身体则枯燥，但头汗出，剂颈而还，腹满微喘，口干咽烂，或不大便，久则谵语，甚者至哕，手足躁扰，捻衣摸床。小便利者，其人可治。

115（112）. 伤寒脉浮，医以火迫劫之，亡阳，必惊狂，卧起不安者，桂枝去芍药加蜀漆牡蛎龙骨救逆汤主之。

桂枝去芍药加蜀漆牡蛎龙骨救逆汤方

桂枝三两（去皮） 甘草二两（炙） 生姜三两（切） 大枣十二枚（擘） 牡蛎五两（熬） 蜀漆三两（洗去腥） 龙骨四两

上七味，以水一斗二升，先煮蜀漆，减二升，内诸药，煮取三升，去滓，温服一升。本云桂枝汤，今去芍药，加蜀漆、牡蛎、龙骨。

116（113）. 形作伤寒，其脉不弦紧而弱。弱者必渴，被火必谵语。弱者发热脉浮，解之当汗出愈。

117（114）. 太阳病，以火熏之，不得汗，其人必躁。到经不解，必清血，名为火邪。

118（115）. 脉浮热甚，而反灸之，此为实。实以虚治，因火而动，必咽燥吐血。

119（116）. 微数之脉，慎不可灸。因火为邪，则为烦逆，追虚逐实，血散脉中，火气虽微，内攻有力，焦骨伤筋，血难复也。

120（116）. 脉浮，宜以汗解，用火灸之，邪无从出，因火而盛，病从腰以下，必重而痹，名火逆也。欲自解者，必当先烦，烦乃有汗而解，何以知之？脉浮，故知汗出解。

121（117）. 烧针令其汗，针处被寒，核起而赤者，必发奔豚，气从少腹上冲心者，灸其核上各一壮，与桂枝加桂汤，更加桂二两也。

桂枝加桂汤方

桂枝五两（去皮） 芍药三两 生姜三两（切） 甘草二两（炙） 大枣十二枚（擘）

上五味，以水七升，煮取三升，去滓，温服一升。本云桂枝汤，今加桂满五两，所以加桂者，以能泄奔豚气也。

122（118）. 火逆下之，因烧针烦躁者，桂枝甘草龙骨牡蛎汤主之

桂枝甘草龙骨牡蛎汤方

桂枝一两（去皮） 甘草二两（炙） 牡蛎二两（熬） 龙骨二两

上四味，以水五升，煮取二升半，去滓，温服八合，日三服。

123（119）. 太阳伤寒者，加温针，必惊也。

124（120）. 太阳病，当恶寒发热，今自汗出，反不恶寒发热，关上脉细数者，以医吐之过也。一二日吐之者，腹中饥，口不能食；三四日吐之者，不喜糜粥，欲食冷食，朝食暮吐，以医吐之所致也，此为小逆。

125（121）. 太阳病吐之，但太阳病当恶寒，今反不恶寒，不欲近衣，此为吐之内烦也。

126（122）. 病人脉数，数为热，当消谷引食，而反吐者，此以发汗，令阳气微，膈气虚，脉乃数也。数为客热，不能消谷，以胃中虚冷，故吐也。

127（123）. 太阳病，过经十余日，心下温温欲吐，而胸中痛，大便反溏，腹微满，郁郁微烦，先此时自极吐下者，与调胃承气汤；若不尔者，不可与。但欲呕，胸中痛，微溏者，此非柴胡汤证，以呕，故知极吐下也。

128（124）. 太阳病六七日，表证仍在，脉微而沉，反不结胸，其人发狂者，以热在下焦，少腹当硬满；小便自利者，下血乃愈。所以然者，以太阳随经，瘀热在里故也，抵当汤主之。

抵当汤方

水蛭（熬） 虻虫（去翅足，熬）各三十个 桃仁二十个（去皮尖） 大黄三两（酒洗）

上四味，以水五升，煮取三升，去滓，温服一升。不下，更服。

129（125）. 太阳病，身黄，脉沉结，少腹硬，小便不利者，为无血也。小便自利，其人如狂者，血证谛也，抵当汤主之。

130（126）. 伤寒有热，少腹满，应小便不利，今反利者，为有血也，当下之，不可余药，宜抵当丸。

抵当丸方

水蛭二十个（熬） 虻虫二十个（去翅足，熬） 桃仁二十五个（去皮尖） 大黄三两

上四味，捣分四丸。以水一升，煮一丸，取七合服之。晬时当下血，若不下者，更服。

131（127）. 太阳病，小便不利，以饮水多，必心下悸，小便少者，必苦里急也。

辨太阳病脉证并治下

132（128、129）. 问曰：病有结胸，有脏结，其状何如？答曰：按之痛，寸脉浮，关脉沉，名曰结胸也。何谓脏结？答曰：如结胸状，饮食如故，时时下利，寸脉浮，关脉小细沉紧，名日脏结，舌上白胎滑者，难治。

133（130）. 脏结无阳证，不往来寒热，其人反静，舌上胎滑者，不可攻也。

134（131）. 病发于阳，而反下之，热入因作结胸；病发于阴，而反下之，因作痞也。所以成结胸者，以下之太早故也。

135（131）. 结胸者，项亦强，如柔痓状，下之则和，宜大陷胸丸。

大陷胸丸方

大黄半斤　葶苈子半升（熬）　芒硝半升　杏仁半升（去皮尖，熬黑）

上四味，捣筛二味，内杏仁、芒硝，合研如脂，和散。取如弹丸一枚，别捣甘遂末一钱匕，白蜜二合，水二升，煮取一升，温顿服之，一宿乃下。如不下，更服，取下为效。禁如药法。

136（132）. 结胸证，其脉浮大者，不可下，下之则死。

137（133）. 结胸证悉具，烦躁者亦死。

138（134）. 太阳病，脉浮而动数，浮则为风，数则为热，动则为痛，数则为虚，头痛发热，微盗汗出，而反恶寒者，表未解也。医反下之，动数变迟，膈内拒痛，胃中空虚，客气动膈，短气躁烦，心中懊憹，阳气内陷，心下因硬，则为结胸，大陷胸汤主之。若不结胸，但头汗出，余处无汗，剂颈而还，小便不利，身必发黄。

大陷胸汤方

大黄六两（去皮） 芒硝一升 甘遂一钱匕

上三味，以水六升，先煮大黄取二升，去滓，内芒硝，煮一两沸，内甘遂末，温服一升。得快利，止后服。

139（135）. 伤寒六七日，结胸热实，脉沉而紧，心下痛，按之石硬者，大陷胸汤主之。

140（136）. 伤寒十余日，热结在里，复往来寒热者，与大柴胡汤。但结胸，无大热者，此为水结在胸胁也。但头微汗出者，大陷胸汤主之。

141（137）. 太阳病，重发汗而复下之，不大便五六日，舌上燥而渴，日晡所小有潮热，从心下至少腹硬满而痛不可近者，大陷胸汤主之。

142（138）. 小结胸病，正在心下，按之则痛，脉浮滑者，小陷胸汤主之。

小陷胸汤方

黄连一两　半夏半升（洗）　栝楼实大者一枚

上三味，以水六升，先煮栝楼，取三升，去滓，内诸药，煮取二升，去滓，分温三服。

143（139）. 太阳病，二三日，不能卧，但欲起，心下必结，脉微弱者，此本有寒分也。反下之，若利止，必作结胸；未止者，四日复下之，此作协热利也。

144（140）. 太阳病，下之，其脉促，不结胸者，此为欲解也。脉浮者，必结胸；脉紧者，必咽痛；脉弦者，必两胁拘急；脉细数者，头痛未止；脉沉紧者，必欲呕；脉沉滑者，协热利；脉浮滑者，必下血。

145（141）. 病在阳，应以汗解之，反以冷水潠之，若灌之，其热被劫不得去，弥更益烦，肉上粟起，意欲饮水，反不渴者，服文蛤散；若不差者，与五苓散。

146（141）. 寒实结胸，无热证者，与三物小陷胸汤，白散亦可服。

文蛤散方

文蛤五两。

上一味，为散，以沸汤和一方寸匕服。汤用五合。

白散方

桔梗三分　巴豆一分（去皮心，熬黑，研如脂）　贝母

三分

上三味为散，内巴豆，更于臼中杵之，以白饮和服，强人半钱匕，羸者减之。病在膈上必吐，在膈下必利。不利，进热粥一杯；利过不止，进冷粥一杯。身热皮粟不解，欲引衣自覆，若以水潠之、洗之，益令热却不得出，当汗而不汗则烦，假令汗出已，腹中痛，与芍药三两，如上法。

147（142）. 太阳与少阳并病，头项强痛，或眩冒，时如结胸，心下痞硬者，当刺大椎第一间、肺俞、肝俞，慎不可发汗。发汗则谵语，脉弦。五日谵语不止，当刺期门。

148（143）. 妇人中风，发热恶寒，经水适来，得之七八日，热除而脉迟身凉，胸胁下满，如结胸状，谵语者，此为热入血室也，当刺期门，随其实而取之。

149（144）. 妇人中风，七八日续得寒热，发作有时，经水适断者，此为热入血室，其血必结，故使如疟状，发作有时，小柴胡汤主之。

150（145）. 妇人伤寒，发热，经水适来，昼日明了，暮则谵语，如见鬼状者，此为热入血室，无犯胃气及上二焦，必自愈。

151（146）. 伤寒六七日，发热，微恶寒，支节烦疼，微呕，心下支结，外证未去者，柴胡桂枝汤主之。

柴胡桂枝汤方

桂枝一两半（去皮） 黄芩一两半 人参一两半 甘草一两（炙） 半夏二合半（洗） 芍药一两半 大枣六枚（擘） 生姜一两半（切） 柴胡四两

上九味，以水七升，煮取三升，去滓，温服一升。本云人参汤，作如桂枝法，加半夏、柴胡、黄芩，复如柴胡法。今用人参作半剂。

152（147）. 伤寒五六日，已发汗而复下之，胸胁满微结，小便不利，渴而不呕，但头汗出，往来寒热，心烦者，此为未解也，柴胡桂枝干姜汤主之。

柴胡桂枝干姜汤方

柴胡半斤 桂枝三两（去皮） 干姜二两 栝楼根四两 黄芩三两 牡蛎二两（熬） 甘草二两（炙）

上七味，以水一斗二升，煮取六升，去滓，再煎取三升，温服一升，日三服。初服微烦，复服，汗出便愈。

153（148）. 伤寒五六日，头汗出，微恶寒，手足冷，心下满，口不欲食，大便硬，脉细者，此为阳微结，必有表，复有里也。脉沉，亦在里也。汗出，为阳微。假令纯阴结，不得复有外证，悉入在里；此为半在里半在外也。脉虽沉紧，不得为少阴病，所以然者，阴不得有汗，今头汗出，故知非少阴也。可与小柴胡汤。设不了了者，得屎而解。

154（149）. 伤寒五六日，呕而发热者，柴胡汤证具，而以他药下之，柴胡证仍在者，复与柴胡汤。此虽已下之，不为逆，必蒸蒸而振，却发热汗出而解。若心下满而硬痛者，此为结胸也，大陷胸汤主之；但满而不痛者，此为痞，柴胡不中与之，宜半夏泻心汤。

半夏泻心汤方

半夏半升（洗） 黄芩 干姜 人参 甘草（炙）各三两 黄连一两 大枣十二枚（擘）

上七味，以水一斗，煮取六升，去滓，再煎取三升，温服一升，日三服。

155（150）. 太阳少阳并病，而反下之，成结胸，心下硬，下利不止，水浆不下，其人心烦。

156（151）. 脉浮而紧，而复下之，紧反入里，则作痞，按之自濡，但气痞耳。

157（152）. 太阳中风，下利呕逆，表解者，乃可攻之。其人漐漐汗出，发作有时，头痛，心下痞硬满，引胁下痛，干呕短气，汗出不恶寒者，此表解里未和也，十枣汤主之。

十枣汤方

芫花（熬） 甘遂 大戟

上三味，等分，各别捣为散。以水一升半，先煮大枣肥者十枚，取八合，去滓，内药末。强人服一钱匕，羸人服半钱，温服之，平旦服。若下少，病不除者，明日更服，加半钱。得快下利后，糜粥自养。

158（153）. 太阳病，医发汗，遂发热恶寒，因复下之，心下痞。表里俱虚，阴阳气并竭，无阳则阴独，复加烧针，因胸烦，面色青黄，肤瞤者，难治；今色微黄，手足温者易愈。

159（154）. 心下痞，按之濡，其脉关上浮者，大黄黄连泻心汤主之。

大黄黄连泻心汤方

大黄二两 黄连一两

上二味，以麻沸汤二升渍之，须臾绞去滓，分温再服。

160（155）. 心下痞，而后恶寒汗出者，附子泻心汤主之。

附子泻心汤方

大黄二两 黄连一两 黄芩一枚 附子一枚（炮，去皮破，别煮取汁）

上四味，切三味，以麻沸汤二升渍之，须臾绞去滓，内附子汁，分温再服。

161（156）. 本以下之，故心下痞，与泻心汤。痞不解，其人渴而口燥烦，小便不利者，五苓散主之。一方云，忍之一日乃愈。

162（157）. 伤寒，汗出解之后，胃中不和，心下痞硬，干噫食臭，胁下有水气，腹中雷鸣下利者，生姜泻心汤主之。

生姜泻心汤方

生姜四两（切） 甘草三两（炙） 人参三两 干姜一两 黄芩三两 半夏半升（洗） 黄连一两 大枣十二枚（擘）

上八味，以水一斗，煮取六升，去滓，再煎取三升，温服一升，日三服。附子泻心汤，本云加附子。半夏泻心汤，甘草泻心汤，同体别名耳。生姜泻心汤，本云理中人参黄芩汤，去桂枝、术，加黄连，并泻肝法。

163（158）. 伤寒中风，医反下之，其人下利日数十行，谷不化，腹中雷鸣，心下痞硬而满，干呕，心烦不得安。医见心下痞，谓病不尽，复下之，其痞益甚。此非结热，但以胃中虚，客气上逆，故使硬也，甘草泻心汤主之。

甘草泻心汤方

甘草四两（炙） 黄芩三两 干姜三两 半夏半升（洗） 大枣十二枚（擘） 黄连一两

上六味，以水一斗，煮取六升，去滓，再煎取三升，温服一升，日三服。

164（159）. 伤寒，服汤药，下利不止，心下痞硬。服泻心汤已，复以他药下之，利不止。医以理中与之，利益甚。理中者，理中焦，此利在下焦，赤石脂禹余粮汤主之。复不止者，当利其小便。

赤石脂禹余粮汤方

赤石脂一斤（碎） 太一禹余粮一斤（碎）

上二味，以水六升，煮取二升，去滓，分温三服。

165（160）. 伤寒吐下后，发汗，虚烦，脉甚微，八九日心下痞硬，胁下痛，气上冲咽喉，眩冒，经脉动惕者，久而成痿。

166（161）. 伤寒发汗，若吐、若下，解后心下痞硬，噫气不除者，旋覆代赭汤主之。

旋覆代赭汤方

旋覆花三两 人参二两 生姜五两 代赭一两 甘草三两（炙） 半夏半升（洗） 大枣十二枚（擘）

上七味，以水一斗，煮取六升，去滓，再煎取三升，温服一升，日三服。

167（162）. 下后，不可更行桂枝汤，若汗出而喘，无大热者，可与麻黄杏子甘草石膏汤。

麻黄杏子甘草石膏汤方

麻黄四两　杏仁五十个（去皮尖）　甘草二两（炙）　石膏半斤（碎，绵裹）

上四味，以水七升，先煮麻黄，减二升，去白沫，内诸药，煮取三升，去滓，温服一升。本云黄耳杯。

168（163）. 太阳病，外证未除，而数下之，遂协热而利，利下不止，心下痞硬，表里不解者，桂枝人参汤主之。

桂枝人参汤方

桂枝四两（别切）　甘草四两（炙）　白术三两　人参三两　干姜三两

上五味，以水九升，先煮四味，取五升，内桂，更煮取三升，去滓，温服一升，日再，夜一服。

169（164）. 伤寒大下后，复发汗，心下痞，恶寒者，表未解也。不可攻痞，当先解表，表解乃可攻痞。解表，宜桂枝汤；攻痞，宜大黄黄连泻心汤。

170（165）. 伤寒发热，汗出不解，心中痞硬，呕吐而下利者，大柴胡汤主之。

171（166）. 病如桂枝证，头不痛，项不强，寸脉微浮，胸中痞硬，气上冲喉咽，不得息者，此为胸有寒也。当吐之，宜瓜蒂散。

瓜蒂散方

瓜蒂一分（熬黄） 赤小豆一分

上二味，各别捣筛，为散已，合治之，取一钱匕，以香豉一合，用热汤七合，煮作稀糜，去滓，取汁和散，温顿服之。不吐者，少少加，得快吐乃止。诸亡血虚家，不可与瓜蒂散。

172（167）. 病胁下素有痞，连在脐旁，痛引少腹，入阴筋者，此名脏结，死。

173（168）. 伤寒，若吐、若下后，七八日不解，热结在里，表里俱热，时时恶风，大渴，舌上干燥而烦，欲饮水数升者，白虎加人参汤主之。

174（169）. 伤寒，无大热，口燥渴，心烦，背微恶寒者，白虎加人参汤主之。

175（170）. 伤寒，脉浮，发热无汗，其表不解，不可与白虎汤。渴欲饮水，无表证者，白虎加人参汤主之。

176（171）. 太阳少阳并病，心下硬，颈项强而眩者，当刺大椎、肺俞、肝俞，慎勿下之。

177（172）. 太阳与少阳合病，自下利者，与黄芩汤；若呕者，黄芩加半夏生姜汤主之。

黄芩汤方

黄芩三两　芍药二两　甘草二两（炙）　大枣十二枚（擘）

上四味，以水一斗，煮取三升，去滓，温服一升，日再，夜一服。

黄芩加半夏生姜汤方

黄芩三两　芍药二两　甘草二两（炙）　大枣十二枚（擘）　半夏半升（洗）　生姜一两半（一方三两，切）

上六味，以水一斗，煮取三升，去滓，温服一升，日再，夜一服。

178（173）. 伤寒，胸中有热，胃中有邪气，腹中痛，欲呕吐者，黄连汤主之。

黄连汤方

黄连三两　甘草三两（炙）　干姜三两　桂枝三两（去皮）　人参二两　半夏半升（洗）　大枣十二枚（擘）

上七味，以水一斗，煮取六升，去滓，温服，昼三夜二。疑非仲景方。

179（174）. 伤寒八九日，风湿相抟，身体疼烦，不能自转侧，不呕，不渴，脉浮虚而涩者，桂枝附子汤主之。若其人大便硬，小便自利者，去桂加白术汤主之。

桂枝附子汤方

桂枝四两（去皮） 附子三枚（炮，去皮，破） 生姜三两（切） 大枣十二枚（擘） 甘草二两（炙）

上五味，以水六升，煮取二升，去滓，分温三服。

去桂加白术汤方

附子三枚（炮，去皮，破） 白术四两 生姜三两（切） 甘草二两（炙） 大枣十二枚（擘）

上五味，以水六升，煮取二升，去滓，分温三服。初一服，其人身如痹，半日许复服之，三服都尽，其人如冒状，勿怪。此以附子、术并走皮内，逐水气未得除，故使之耳。法当加桂四两。此本一方二法：以大便硬、小便自利，去桂也；以大便不硬、小便不利，当加桂。附子三枚恐多也，虚弱家及产妇，宜减服之。

180（175）. 风湿相抟，骨节疼烦，掣痛不得屈伸，近之则痛剧，汗出短气，小便不利，恶风不欲去衣，或身微肿者，甘草附子汤主之。

甘草附子汤方

甘草二两（炙） 附子二枚（炮，去皮，破） 白术二两 桂枝四两（去皮）

上四味，以水六升，煮取三升，去滓，温服一升，日三服。初服得微汗则解，能食。汗止复烦者，将服五合。恐一升多者，宜服六七合为始。

181（176）. 伤寒，脉浮滑，此以表有热，里有寒，白虎汤主之。

白虎汤方

知母六两 石膏一斤（碎） 甘草二两（炙） 粳米六合

上四味，以水一斗，煮米熟汤成，去滓，温服一升，日三服。

182（177）. 伤寒，脉结代，心动悸，炙甘草汤主之。

炙甘草汤方

甘草四两（炙） 生姜三两（切） 人参二两 生地黄一斤 桂枝三两（去皮） 阿胶二两 麦门冬半升（去心） 麻仁半升 大枣三十枚（擘）

上九味，以清酒七升，水八升，先煮八味，取三升，去滓，内胶烊消尽，温服一升，日三服。一名复脉汤。

183（178）. 脉按之来缓，时一止复来者，名曰结。又脉来动而中止，更来小数，中有还者反动，名曰结，阴也。脉来动而中止，不能自还，因而复动者，名曰代，阴也。得此脉者，必难治。

辨阳明病脉证并治

184（179）. 问曰：病有太阳阳明，有正阳阳明，有少阳阳明，何谓也？答曰：太阳阳明者，脾约是也；正阳阳明者，胃家实是也；少阳阳明者，发汗利小便已，胃中燥烦实，大便难是也。

185（180）. 阳明之为病，胃家实是也。

186（181）. 问曰：何缘得阳明病？答曰：太阳病，若发汗，若下，若利小便，此亡津液，胃中干燥，因转属阳明。不更衣，内实，大便难者，此名阳明也。

187（182）. 问曰：阳明病外证云何？答曰：身热，汗自出，不恶寒，反恶热也。

188（183）. 问曰：病有得之一日，不发热而恶寒者，何也？答曰：虽得之一日，恶寒将自罢，即汗出而恶热也。

189（184）. 问曰：恶寒何故自罢？答曰：阳明居中，主土也，万物所归，无所复传，始虽恶寒，二日自止，此为阳明病也。

190（185）. 本太阳初得病时，发其汗，汗先出不彻，因转属阳明也。伤寒发热无汗，呕不能食，而反汗出濈濈然者，是转属阳明也。

191（186）. 伤寒三日，阳明脉大。

192（187）. 伤寒，脉浮而缓，手足自温者，是为系在太阴。太阴者，身当发黄；若小便自利者，不能发黄。至七八日，大便硬者，为阳明病也。

193（188）. 伤寒转系阳明者，其人濈然微汗出也。

194（189）. 阳明中风，口苦咽干，腹满微喘，发热恶寒，脉浮而紧，若下之，则腹满，小便难也。

195（190）. 阳明病，若能食，名中风；不能食，名中寒。

196（191）. 阳明病，若中寒者，不能食，小便不利，手足濈然汗出，此欲作固瘕，必大便初硬后溏。所以然者，以胃中冷，水谷不别故也。

197（192）. 阳明病，初欲食，小便反不利，大便自调，其人骨节疼，翕翕如有热状，奄然发狂，濈然汗出而解者，此水不胜谷气，与汗共并，脉紧则愈。

198（193）. 阳明病，欲解时，从申至戌上。

199（194）. 阳明病，不能食，攻其热必哕，所以然者，胃中虚冷故也。以其人本虚，攻其热必哕。

200（195）. 阳明病，脉迟，食难用饱，饱则微烦头眩，必小便难，此欲作谷瘅。虽下之，腹满如故，所以然者，脉迟故也。

201（196）. 阳明病，法多汗，反无汗，其身如虫行皮中状者，此以久虚故也。

202（197）. 阳明病，反无汗，而小便利，二三日呕而咳，手足厥者，必苦头痛。若不咳，不呕，手足不厥者，头不痛。

203（198）. 阳明病，但头眩，不恶寒，故能食而咳，其人咽必痛；若不咳者，咽不痛。

204（199）. 阳明病，无汗，小便不利，心中懊憹者，身必发黄。

205（200）. 阳明病，被火，额上微汗出，而小便不利者，必发黄。

206（201）. 阳明病，脉浮而紧者，必潮热，发作有时；但浮者，必盗汗出。

207（202）. 阳明病，口燥，但欲漱水，不欲咽者，此必衄。

208（203）. 阳明病，本自汗出，医更重发汗，病已差，尚微烦不了了者，此必大便硬故也。以亡津液，胃中干燥，故令大便硬。当问其小便日几行，若本小便日三四行，今日再行，故知大便不久出，今为小便数少，以津液当还入胃中，故知不久必大便也。

209（204）. 伤寒呕多，虽有阳明证，不可攻之。

210（205）. 阳明病，心下硬满者，不可攻之，攻之利遂不止者死，利止者愈。

211（206）. 阳明病，面合色赤，不可攻之，必发热。色黄者，小便不利也。

212（207）. 阳明病，不吐不下，心烦者，可与调胃承气汤。

213（208）. 阳明病，脉迟，虽汗出，不恶寒者，其身必重，短气，腹满而喘，有潮热者，此外欲解，可攻里也。手足濈然汗出者，此大便已硬也，大承气汤主之。若汗多，微发热恶寒者，外未解也，其热不潮，未可与承气汤。若腹大满不通者，可与小承气汤，微和胃气，勿令至大泄下。

大承气汤方

大黄四两（酒洗） 厚朴半斤（炙，去皮） 枳实五枚（炙） 芒硝三合

上四味，以水一斗，先煮二物，取五升，去滓，内大黄，更煮取二升，去滓，内芒硝，更上微火一两沸。分温再服。得下，余勿服。

小承气汤方

大黄四两 厚朴二两（炙，去皮） 枳实三枚（大者，炙）

上三味，以水四升，煮取一升二合，去滓，分温二服。

初服汤当更衣；不尔者，尽饮之。若更衣者，勿服之。

214（209）. 阳明病，潮热，大便微硬者，可与大承气汤；不硬者，不可与之。若不大便六七日，恐有燥屎，欲知之法，少与小承气汤，汤入腹中，转失气者，此有燥屎也，乃可攻之；若不转失气者，此但初头硬，后必溏，不可攻之，攻之必胀满不能食也。欲饮水者，与水则哕。其后发热者，必大便复硬而少也，以小承气汤和之。不转失气者，慎不可攻也。

215（210）. 夫实则谵语，虚则郑声。郑声者，重语也。直视谵语，喘满者死，下利者亦死。

216（211）. 发汗多，若重发汗者，亡其阳。谵语，脉短者死，脉自和者不死。

217（212）. 伤寒，若吐若下后不解，不大便五六日，上至十余日，日晡所发潮热，不恶寒，独语如见鬼状。若剧者，发则不识人，循衣摸床，惕而不安，微喘直视，脉弦者生，涩者死。微者，但发热谵语者，大承气汤主之。若一服利，则止后服。

218（213）. 阳明病，其人多汗，以津液外出，胃中燥，大便必硬，硬则谵语，小承气汤主之。若一服谵语止者，更莫复服。

219（214）. 阳明病，谵语，发湖热，脉滑而疾者，小承气汤主之。因与承气汤一升，腹中转气者，更服一升，若不转气者，勿更与之。明日又不大便，脉反微涩者，里虚也，为难治，不可更与承气汤也。

220（215）. 阳明病，谵语，有潮热，反不能食者，胃中必有燥屎五六枚也；若能食者，但硬耳，宜大承气汤下之。

221（216）. 阳明病，下血谵语者，此为热入血室，但头汗出者，刺期门，随其实而写之，濈然汗出则愈。

222（217）. 汗出谵语者，以有燥屎在胃中，此为风也。须下者，过经乃可下之。下之若早，语言必乱，以表虚里实故也。下之愈，宜大承气汤。

223（218）. 伤寒四五日，脉沉而喘满，沉为在里，而反发其汗，津液越出，大便为难，表虚里实，久则谵语。

224（219）. 三阳合病，腹满身重，难以转侧，口不仁，面垢，谵语，遗尿。发汗则谵语，下之则额上生汗，手足逆冷。若自汗出者，白虎汤主之。

225（220）. 二阳并病，太阳证罢，但发潮热，手足漐漐汗出，大便难而谵语者，下之则愈，宜大承气汤。

226（221、222、223）. 阳明病，脉浮而紧，咽燥口苦，腹满而喘，发热汗出，不恶寒，反恶热，身重。若发汗则躁，心愦愦，反谵语。若加温针，必怵惕，烦躁不得眠。若下之，则胃中空虚，客气动膈，心中懊侬，舌上胎者，栀子豉汤主之。若渴欲饮水，口干舌燥者，白虎加人参汤主之。若脉浮发热，渴欲饮水，小便不利者，猪苓汤主之。

猪苓汤方

猪苓（去皮） 茯苓 泽泻 阿胶 滑石（碎）各一两

上五味，以水四升，先煮四味，取二升，去滓，内阿胶烊消，温服七合，日三服。

227（224）. 阳明病，汗出多而渴者，不可与猪苓汤，以汗多胃中燥，猪苓汤复利其小便故也。

228（225）. 脉浮而迟，表热里寒，下利清谷者，四逆汤主之。

229（226）. 若胃中虚冷，不能食者，饮水则哕。

230（227）. 脉浮发热，口干鼻燥，能食者则衄。

231（228）. 阳明病，下之，其外有热，手足温，不结胸，心中懊侬，饥不能食，但头汗出者，栀子豉汤主之。

232（229）. 阳明病，发潮热，大便溏，小便自可，胸胁满不去者，与小柴胡汤。

233（230）. 阳明病，胁下硬满，不大便而呕，舌上白胎者，可与小柴胡汤。上焦得通，津液得下，胃气因和，身濈然汗出而解。

234（231、232）. 阳明中风，脉弦浮大而短气，腹都满，胁下及心痛，久按之气不通，鼻干，不得汗，嗜卧，一身及目悉黄，小便难，有潮热，时时哕，耳前后肿。刺之小差，外不解。病过十日，脉续浮者，与小柴胡汤。脉但浮，无余证者，与麻黄汤。若不尿，腹满加哕者，不治。麻黄汤。

235（233）. 阳明病，自汗出，若发汗，小便自利者，此为津液内竭，虽硬不可攻之，当须自欲大便，宜蜜煎导而通之。若土瓜根及大猪胆汁，皆可为导。

蜜煎方

食蜜七合

上一味，于铜器内，微火煎，当须凝如饴状，搅之勿令焦著。欲可丸，并手捻作挺，令头锐，大如指，长二寸许。当热时急作，冷则硬。以内谷道中，以手急抱，欲大便时乃去之。疑非仲景意，已试甚良。又大猪胆一枚，泻汁，和少许法醋，以灌谷道内，如一食顷，当大便出宿食恶物，甚效。

236（234）. 阳明病，脉迟，汗出多，微恶寒者，表未解也，可发汗，宜桂枝汤。

237（235）. 阳明病，脉浮，无汗而喘者，发汗则愈，宜麻黄汤。

238（236）. 阳明病，发热汗出者，此为热越，不能发黄也。但头汗出，身无汗，剂颈而还，小便不利，渴引水浆者，此为瘀热在里，身必发黄，茵陈蒿汤主之。

茵陈蒿汤方

茵陈蒿六两　栀子十四枚（擘）　大黄二两（去皮）

上三味，以水一斗二升，先煮茵陈，减六升，内二味，煮取三升，去滓，分三服。小便当利，尿如皂荚汁状，色正赤。一宿腹减，黄从小便去也。

239（237）. 阳明证，其人喜忘者，必有畜血。所以然者，本有久瘀血，故令喜忘。屎虽硬，大便反易，其色必黑者，宜抵当汤下之。

240（238）. 阳明病，下之，心中懊侬而烦，胃中有燥屎者，可攻。腹微满，初头硬，后必溏，不可攻之。若有燥屎者，宜大承气汤。

241（239）. 病人不大便五六日，绕脐痛，烦躁，发作有时者，此有燥屎，故使不大便也。

242（240）. 病人烦热，汗出则解，又如疟状，日晡所发热者，属阳明也。脉实者，宜下之；脉浮虚者，宜发汗。下之，与大承气汤；发汗，宜桂枝汤。

243（241）. 大下后，六七日不大便，烦不解，腹满痛者，此有燥屎也，所以然者，本有宿食故也，宜大承气汤。

244（242）. 病人小便不利，大便乍难乍易，时有微热，喘冒不能卧者，有燥屎也，宜大承气汤。

245（243）. 食谷欲呕，属阳明也，吴茱萸汤主之。得汤反剧者，属上焦也。

吴茱萸汤方

吴茱萸一升（洗） 人参三两 生姜六两（切） 大枣十二枚（擘）

上四味，以水七升，煮取二升，去滓，温服七合，日三服。

246（244）. 太阳病，寸缓关浮尺弱，其人发热汗出，复恶寒，不呕，但心下痞者，此以医下之也。如其不下者，病人不恶寒而渴者，此转属阳明也。小便数者，大便必硬，不更衣十日，无所苦也。渴欲饮水，少少与之，但以法救之。渴者，宜五苓散。

247（245）. 脉阳微而汗出少者，为自和也；汗出多者，为太过。阳脉实，因发其汗，出多者，亦为太过。大过者，为阳绝于里，亡津液，大便因硬也。

248（246）. 脉浮而芤，浮为阳，芤为阴，浮芤相抟，胃气生热，其阳则绝。

249（247）. 趺阳脉浮而涩，浮则胃气强，涩则小便数，浮涩相抟，大便则硬，其脾为约，麻子仁丸主之。

麻子仁丸方

麻子仁二升 芍药半斤 枳实半斤（炙） 大黄一斤

（去皮） 厚朴一尺（炙，去皮） 杏仁一升（去皮尖，熬，别作脂）

上六味，蜜和丸，如梧桐子大，饮服十丸，日三服。渐加，以知为度。

250（248）. 太阳病三日，发汗不解，蒸蒸发热者，属胃也，调胃承气汤主之。

251（249）. 伤寒吐后，腹胀满者，与调胃承气汤。

252（250）. 太阳病，若吐若下若发汗后，微烦，小便数，大便因硬者，与小承气汤和之愈。

253（251）. 得病二三日，脉弱，无太阳柴胡证，烦躁，心下硬。至四五日，虽能食，以小承气汤，少少与，微和之，令小安。至六日，与承气汤一升。若不大便六七日，小便少者，虽不能食，但初头硬，后必溏，未定成硬，攻之必溏。须小便利，屎定硬，乃可攻之，宜大承气汤。

254（252）. 伤寒六七日，目中不了了，睛不和，无表里证，大便难，身微热者，此为实也，急下之，宜大承气汤。

255（253）. 阳明病，发热汗多者，急下之，宜大承气汤。

256（254）. 发汗不解，腹满痛者，急下之，宜大承气汤。

257（255）. 腹满不减，减不足言，当下之，宜大承气汤。

258（256）. 阳明少阳合病，必下利。其脉不负者，为顺也。负者，失也，互相克贼，名为负也。脉滑而数者，有宿食也，当下之，宜大承气汤。

259（257、258）. 病人无表里证，发热七八日，虽脉浮数者，可下之。假令已下，脉数不解，合热则消谷喜饥，至六七日不大便者，有瘀血，宜抵当汤。若脉数不解，而下不止，必协热便脓血也。

260（259）. 伤寒发汗已，身目为黄，所以然者，以寒湿在里不解故也。以为不可下也，于寒湿中求之。

261（260）. 伤寒七八日，身黄如橘子色，小便不利，腹微满者，茵陈蒿汤主之。

262（261）. 伤寒身黄，发热，栀子柏皮汤主之。

栀子柏皮汤方

肥栀子十五个（擘） 甘草一两（炙） 黄柏二两

上三味，以水四升，煮取一升半，去滓，分温再服。

263（262）. 伤寒瘀热在里，身必黄，麻黄连翘赤小豆汤主之。

麻黄连翘赤小豆汤方

麻黄二两（去节） 连翘二两（连翘根是） 杏仁四十个（去皮尖） 赤小豆一升 大枣十二枚（擘） 生梓白皮一升（切） 生姜二两（切） 甘草二两（炙）

上八味，以潦水一斗，先煮麻黄再沸，去上沫，内诸药，煮取三升，去滓，分温三服，半日服尽。

辨少阳病脉证并治

264（263）. 少阳之为病，口苦，咽干，目眩也。

265（264）. 少阳中风，两耳无所闻，目赤，胸中满而烦者，不可吐下，吐下则悸而惊。

266（265）. 伤寒，脉弦细，头痛发热者，属少阳。少阳不可发汗，发汗则谵语。此属胃，胃和则愈，胃不和，烦而悸。

267（266、267）. 本太阳病不解，转入少阳者，胁下硬满，干呕不能食，往来寒热，尚未吐下，脉沉紧者，与小柴胡汤。若已吐下、发汗、温针，谵语，柴胡汤证罢，此为坏病。知犯何逆，以法治之。

268. 三阳合病，脉浮大，上关上，但欲眠睡，目合则汗。

269. 伤寒六七日，无大热，其人躁烦者，此为阳去入阴故也。

270. 伤寒三日，三阳为尽，三阴当受邪，其人反能食而不呕，此为三阴不受邪也。

271. 伤寒三日，少阳脉小者，欲已也。

272. 少阳病，欲解时，从寅至辰上。

辨太阴病脉证并治

273. 太阴之为病，腹满而吐，食不下，自利益甚，时腹自痛。若下之，必胸下结硬。

274. 太阴中风，四肢烦疼，阳微阴涩而长者，为欲愈。

275. 太阴病，欲解时，从亥至丑上。

276. 太阴病，脉浮者，可发汗，宜桂枝汤。

277. 自利不渴者，属太阴，以其脏有寒故也，当温之，宜服四逆辈。

278. 伤寒脉浮而缓，手足自温者，系在太阴。太阴当发身黄，若小便自利者，不能发黄。至七八日，虽暴烦下利，日十余行，必自止，以脾家实，腐秽当去故也。

279. 本太阳病，医反下之，因而腹满时痛者，属太阴也，桂枝加芍药汤主之。大实痛者，桂枝加大黄汤主之。

桂枝加芍药汤方

桂枝三两（去皮） 芍药六两 甘草二两（炙） 大枣

十二枚（擘） 生姜三两（切）

上五味，以水七升，煮取三升，去滓，温分三服。本云桂枝汤，今加芍药。

桂枝加大黄汤方

桂枝三两（去皮） 大黄二两 芍药六两 生姜三两（切） 甘草二两（炙） 大枣十二枚（擘）

上六味，以水七升，煮取三升，去滓，温服一升，日三服。

280. 太阴为病，脉弱，其人续自便利，设当行大黄、芍药者，宜减之，以其人胃气弱，易动故也。

辨少阴病脉证并治

281. 少阴之为病，脉微细，但欲寐也。

282. 少阴病，欲吐不吐，心烦，但欲寐，五六日自利而渴者，属少阴也，虚故引水自救。若小便色白者，少阴病形悉具，小便白者以下焦虚有寒，不能制水，故令色白也。

283. 病人脉阴阳俱紧，反汗出者，亡阳也，此属少阴，法当咽痛而复吐利。

284. 少阴病，咳而下利，谵语者，被火气劫故也，小便必难，以强责少阴汗也。

285. 少阴病，脉细沉数，病为在里，不可发汗。

286. 少阴病，脉微，不可发汗，亡阳故也。阳已虚，尺脉弱涩者，复不可下之。

287. 少阴病，脉紧，至七八日，自下利，脉暴微，手足反温，脉紧反去者，为欲解也，虽烦，下利必自愈。

288. 少阴病，下利，若利自止，恶寒而踡卧，手足温者，可治。

289. 少阴病，恶寒而踡，时自烦，欲去衣被者，可治。

290. 少阴中风，脉阳微阴浮者，为欲愈。

291. 少阴病，欲解时，从子至寅上。

292. 少阴病，吐利，手足不逆冷，反发热者，不死。脉不至者，灸少阴七壮。

293. 少阴病，八九日，一身手足尽热者，以热在膀胱，必便血也。

294. 少阴病，但厥无汗，而强发之，必动其血，未知从何道出，或从口鼻，或从目出者，是名下厥上竭，为难治。

295. 少阴病，恶寒，身蜷而利，手足逆冷者，不治。

296. 少阴病，吐利，躁烦，四逆者，死。

297. 少阴病，下利止而头眩，时时自冒者，死。

298. 少阴病，四逆，恶寒而身踡，脉不至，不烦而躁者，死。

299. 少阴病，六七日，息高者，死。

300. 少阴病，脉微细沉，但欲卧，汗出不烦，自欲吐，至五六日自利，复烦躁，不得卧寐者，死。

301. 少阴病，始得之，反发热，脉沉者，麻黄细辛附子汤主之。

麻黄细辛附子汤方

麻黄二两（去节） 细辛二两 附子一枚（炮，去皮，破八片）

上三味，以水一斗，先煮麻黄，减二升，去上沫，内诸药，煮取三升，去滓，温服一升，日三服。

302. 少阴病，得之二三日，麻黄附子甘草汤微发汗。以二三日无里证，故微发汗也。

麻黄附子甘草汤方

麻黄二两（去节） 甘草二两（炙） 附子一枚（炮，去皮，破八片）

上三味，以水七升，先煮麻黄一两沸，去上沫，内诸药，煮取三升，去滓，温服一升，日三服。

303. 少阴病，得之二三日以上，心中烦，不得卧，黄连阿胶汤主之。

黄连阿胶汤方

黄连四两 黄芩二两 芍药二两 鸡子黄二枚 阿胶三两

上五味，以水六升，先煮三物，取二升，去滓，内胶烊尽，小冷，内鸡子黄，搅令相得，温服七合，日三服。

304. 少阴病，得之一二日，口中和，其背恶寒者，当灸之，附子汤主之。

附子汤方

附子二枚（炮，去皮，破八片） 茯苓三两 人参二两 白术四两 芍药三两

上五味，以水八升，煮取三升，去滓，温服一升，日三服。

305. 少阴病，身体痛，手足寒，骨节痛，脉沉者，附子汤主之。

306. 少阴病，下利便脓血者，桃花汤主之。

桃花汤方

赤石脂一斤（一半全用，一半筛末） 干姜一两 粳米一升

上三味，以水七升，煮米令熟，去滓，温服七合，内赤石脂末方寸匕，日三服。若一服愈，余勿服。

307. 少阴病，二三日至四五日，腹痛，小便不利，下利不止，便脓血者，桃花汤主之。

308. 少阴病，下利，便脓血者，可刺。

309. 少阴病，吐利，手足逆冷，烦躁欲死者，吴茱萸汤主之。

310. 少阴病，下利，咽痛，胸满，心烦，猪肤汤主之。

猪肤汤方

猪肤一斤

上一味，以水一斗，煮取五升，去滓，加白蜜一升，白粉五合，熬香，和令相得，温分六服。

311. 少阴病二三日，咽痛者，可与甘草汤；不差，与桔梗汤。

甘草汤方

甘草二两

上一味，以水三升，煮取一升半，去滓，温服七合，日二服。

桔梗汤方

桔梗一两　甘草二两

上二味，以水三升，煮取一升，去滓，温分再服。

312. 少阴病，咽中伤，生疮，不能语言，声不出者，苦酒汤主之。

苦酒汤方

半夏十四枚（洗，破如枣核）鸡子一枚（去黄，内上

苦酒，着鸡子壳中）

上二味，内半夏，著苦酒中，以鸡子壳置刀环中，安火上，令三沸，去滓，少少含咽之。不差，更作三剂。

313. 少阴病，咽中痛，半夏散及汤主之。

半夏散及汤方

半夏（洗） 桂枝（去皮） 甘草（炙）

上三味，等分，各别捣筛已，合治之。白饮和，服方寸匕，日三服。若不能散服者，以水一升，煎七沸，内散两方寸匕，更煮三沸，下火令小冷，少少咽之。半夏有毒，不当散服。

314. 少阴病，下利，白通汤主之。

白通汤方

葱白四茎　干姜一两　附子一枚（生，去皮，破八片）

上三味，以水三升，煮取一升，去滓，分温再服。

315. 少阴病，下利，脉微者，与白通汤。利不止，厥逆无脉，干呕烦者，白通加猪胆汁汤主之。服汤，脉暴出者死，微续者生。

白通加猪胆汤方

葱白四茎　干姜一两　附子一枚（生，去皮，破八片）人尿五合　猪胆汁一合上五味，以水三升，煮取一升，去滓，内胆汁、人尿，和令相得，分温再服。若无胆，亦可用。

316. 少阴病，二三日不已，至四五日，腹痛，小便不利，四肢沉重疼痛，自下利者，此为有水气。其人或咳，或小便利，或下利，或呕者，真武汤主之。

317. 少阴病，下利清谷，里寒外热，手足厥逆，脉微欲绝，身反不恶寒，其人面色赤，或腹痛，或干呕，或咽痛，或利止脉不出者，通脉四逆汤主之。

通脉四逆汤方

甘草二两（炙） 附子大者一枚（生用，去皮，破八片） 干姜三两（强人可四两）

上三味，以水三升，煮取一升二合，去滓，分温再服。其脉即出者愈，面色赤者，加葱九茎。腹中痛者，去葱，加芍药二两。呕者，加生姜二两。咽痛者，去芍药，加桔梗一两。利止脉不出者，去桔梗，加人参二两。病皆与方相应者，乃服之。

318. 少阴病，四逆，其人或咳，或悸，或小便不利，或腹中痛，或泄利下重者，四逆散主之。

四逆散方

甘草（炙） 枳实（破，水渍，炙干） 柴胡 芍药上四味，各十分，捣筛，白饮和服方寸匕，日三服。咳者，加五味子、干姜各五分，并主下利。悸者，加桂枝五分。小便不利者，加茯苓五分。腹中痛者，加附子一枚，炮令坼。泄利下重者，先以水五升，煮薤白三升，煮取三升，去滓，以散三方寸匕，内汤中，煮取一升半，分温再服。

319. 少阴病，下利六七日，咳而呕渴，心烦不得眠者，猪苓汤主之。

320. 少阴病，得之二三日，口燥咽干者，急下之，宜大承气汤。

321. 少阴病，自利清水，色纯青，心下必痛，口干燥者，可下之，宜大承气汤。

322. 少阴病，六七日，腹胀不大便者，急下之，宜大承气汤。

323. 少阴病，脉沉者，急温之，宜四逆汤。

324. 少阴病，饮食入口则吐，心中温温欲吐，复不能吐。始得之，手足寒，脉弦迟者，此胸中实，不可下也，当吐之。若膈上有寒饮，干呕者，不可吐也，当温之，宜四逆汤。

325. 少阴病，下利，脉微涩，呕而汗出，必数更衣，反少者，当温其上，灸之。

辨厥阴病脉证并治

326. 厥阴之为病，消渴，气上撞心，心中疼热，饥而不欲食，食则吐蛔，下之，利不止。

327. 厥阴中风，脉微浮为欲愈，不浮为未愈。

328. 厥阴病，欲解时，从丑至卯上。

329. 厥阴病，渴欲饮水者，少少与之愈。

330. 诸四逆厥者，不可下之，虚家亦然。

331. 伤寒先厥，后发热而利者，必自止，见厥复利。

332. 伤寒始发热六日，厥反九日而利。凡厥利者，当不能食，今反能食者，恐为除中。食以索饼，不发热者，知胃气尚在，必愈。恐暴热来出而复去也，后日脉之，其热续在者，期之旦日夜半愈。所以然者，本发热六日，厥反九日，复发热三日，并前六日，亦为九日，与厥相应，故期之旦日夜半愈。后三日脉之，而脉数，其热不罢者，此为热气有余，必发痈脓也。

333. 伤寒脉迟，六七日，而反与黄芩汤彻其热。脉迟为寒，今与黄芩汤，复除其热，腹中应冷，当不能食，今反能食，此名除中，必死。

334. 伤寒先厥后发热，下利必自止，而反汗出，咽中痛者，其喉为痹。发热无汗，而利必自止，若不止，必便脓血。便脓血者，其喉不痹。

335. 伤寒一二日至四五日，厥者，必发热。前热者，后必厥，厥深者，热亦深，厥微者，热亦微。厥应下之，而反发汗者，必口伤烂赤。

336. 伤寒病，厥五日，热亦五日，设六日当复厥，不厥者，自愈。厥终不过五日，以热五日，故知自愈。

337. 凡厥者，阴阳气不相顺接，便为厥。厥者，手足逆冷者是也。

338. 伤寒脉微而厥，至七八日肤冷，其人躁，无暂安时者，此为脏厥，非蛔厥也。蛔厥者，其人当吐蛔。令病者静，而复时烦者，此为脏寒，蛔上入其膈，故烦，须臾复止。得食而呕又烦者，蛔闻食臭出，其人常自吐蛔。蛔厥者，乌梅丸主之。又主久利。

乌梅丸方

乌梅三百枚　细辛六两　干姜十两　黄连十六两　当归四两　附子六两（炮，去皮）　蜀椒四两（出汗）　桂枝六两（去皮）　人参六两　黄柏六两

上十味，异捣筛，合治之。以苦酒渍乌梅一宿，去核，蒸之五斗米下，饭熟捣成泥，和药令相得，内臼中，与蜜杵二千下，丸如梧桐子大。先食饮服十丸，日三服。稍加至二十丸，禁生冷、滑物、臭食等。

339. 伤寒热少微厥，指头寒，嘿嘿不欲食，烦躁，数日小便利，色白者，此热除也，欲得食，其病为愈。若厥而呕，胸胁烦满者，其后必便血。

340. 病者手足厥冷，言我不结胸，小腹满，按之痛者，此冷结在膀胱关元也。

341. 伤寒发热四日，厥反三日，复热四日，厥少热多者，其病当愈。四日至七日，热不除者，必便脓血。

342. 伤寒厥四日，热反三日，复厥五日，其病为进。寒多热少，阳气退，故为进也。

343. 伤寒六七日，脉微，手足厥冷，烦躁，灸厥阴，厥不还者，死。

344. 伤寒发热，下利厥逆，躁不得卧者，死。

345. 伤寒发热，下利至甚，厥不止者，死。

346. 伤寒六七日，不利，便发热而利，其人汗出不止者，死。有阴无阳故也。

347. 伤寒五六日，不结胸，腹濡，脉虚，复厥者，不可下。此亡血，下之，死。

348. 发热而厥，七日下利者，为难治。

349. 伤寒脉促，手足厥逆，可灸之。

350. 伤寒，脉滑而厥者，里有热，白虎汤主之。

351（351、352）. 手足厥寒，脉细欲绝者，当归四逆汤主之。若其人内有久寒者，宜当归四逆加吴茱萸生姜汤。

当归四逆汤方

当归三两　桂枝三两（去皮）　芍药三两　细辛三两　甘草二两（炙）　通草二两　大枣二十五枚（擘）（一法，十二枚）

上七味，以水八升，煮取三升，去滓，温服一升，日三服。

当归四逆加吴茱萸生姜汤方

当归三两　芍药三两　甘草二两（炙）　通草二两　桂枝三两（去皮）　细辛三两　生姜半斤（切）　吴茱萸二升　大枣二十五枚（擘）

上九味，以水六升、清酒六升和，煮取五升，去滓，温分五服（一方，水、酒各四升）。

352（353）. 大汗出，热不去，内拘急，四肢疼，又下利厥逆而恶寒者，四逆汤主之。

353（354）. 大汗，若大下利而厥冷者，四逆汤主之。

354（355）. 病人手足厥冷，脉乍紧者，邪结在胸中，心下满而烦，饥不能食者，病在胸中，当须吐之，宜瓜蒂散。

355（356）. 伤寒厥而心下悸，宜先治水，当服茯苓甘草汤，却治其厥。不尔，水渍入胃，必作利也。

茯苓甘草汤方

茯苓二两　甘草一两（炙）　生姜三两（切）　桂枝二两（去皮）

上四味，以水四升，煮取二升，去滓，分温三服。

356（357）. 伤寒六七日，大下后，寸脉沉而迟，手足厥逆，下部脉不至，喉咽不利，唾脓血，泄利不止者，为难治，麻黄升麻汤主之。

麻黄升麻汤方

麻黄二两半（去节）　升麻一两一分　当归一两一分　知母十八铢　黄芩十八铢　萎蕤十八铢　芍药六铢　天门冬六铢（去心）　桂枝六铢（去皮）　茯苓六铢　甘草六铢（炙）　石膏六铢（碎，绵裹）　白术六铢　干姜六铢

上十四味，以水一斗，先煮麻黄一两沸，去上沫，内诸药，煮取三升，去滓，分温三服。相去如炊三斗米顷，令尽，汗出愈。

357（358）. 伤寒四五日，腹中痛，若转气下趣少腹者，此欲自利也。

358（359）. 伤寒本自寒下，医复吐下之，寒格更逆吐

下，若食入口即吐，干姜黄芩黄连人参汤主之。

干姜黄芩黄连人参汤方

干姜　黄芩　黄连　人参各三两

上四味，以水六升，煮取二升，去滓，分温再服。

359（360）. 下利，有微热而渴，脉弱者，今自愈。

360（361）. 下利，脉数，有微热汗出，今自愈。设复紧，为未解。

361（362）. 下利，手足厥冷，无脉者，灸之，不温，若脉不还，反微喘者，死。少阴负趺阳者，为顺也。

362（363）. 下利，寸脉反浮数，尺中自涩者，必清脓血。

363（364）. 下利清谷，不可攻表，汗出必胀满。

364（365）. 下利，脉沉弦者，下重也；脉大者，为未止；脉微弱数者，为欲自止，虽发热，不死。

365（366）. 下利，脉沉而迟，其人面少赤，身有微热，下利清谷者，必郁冒汗出而解，病人必微厥，所以然者，其面戴阳，下虚故也。

366（367）. 下利，脉数而渴者，今自愈。设不差，必清脓血，以有热故也。

367（368）. 下利后脉绝，手足厥冷，晬时脉还，手足温者，生；脉不还者，死。

368（369）. 伤寒下利，日十余行，脉反实者，死。

369（370）. 下利清谷，里寒外热，汗出而厥者，通脉四逆汤主之。

370（371）. 热利下重者，白头翁汤主之。

白头翁汤方

白头翁二两　黄柏三两　黄连三两　秦皮三两

上四味，以水七升，煮取二升，去滓，温服一升。不愈，更服一升。

371（372）. 下利腹胀满，身体疼痛者，先温其里，乃攻其表。温里，宜四逆汤；攻表，宜桂枝汤。

372（373）. 下利欲饮水者，以有热故也，白头翁汤主之。

373（374）. 下利谵语者，有燥屎也，宜小承气汤。

374（375）. 下利后更烦，按之心下濡者，为虚烦也，宜栀子豉汤。

375（376）. 呕家有痈脓者，不可治呕，脓尽自愈。

376（377）. 呕而脉弱，小便复利，身有微热，见厥者，难治，四逆汤主之。

377（378）. 干呕，吐涎沫，头痛者，吴茱萸汤主之。

378（379）. 呕而发热者，小柴胡汤主之。

379（380）. 伤寒大吐大下之，极虚，复极汗者，其人外气怫郁，复与之水，以发其汗，因得哕，所以然者，胃中寒冷故也。

380（381）. 伤寒哕而腹满，视其前后，知何部不利，利之则愈。

辨霍乱病脉证并治

381（382）. 问曰：病有霍乱者何？答曰：呕吐而利，此名霍乱。

382（383）. 问曰：病发热，头痛，身疼，恶寒，吐利者，此属何病？答曰：此名霍乱。霍乱自吐下，又利止，复更发热也。

383（384）. 伤寒，其脉微涩者，本是霍乱，今是伤寒，却四五日至阴经上，转入阴必利，本呕下利者，不可治也。欲似大便，而反失气，仍不利者，此属阳明也，便必硬，十三日愈，所以然者，经尽故也。下利后，当便硬，硬则能食者愈，今反不能食，到后经中，颇能食，复过一经能食，过之一日当愈，不愈者，不属阳明也。

384（385）. 恶寒，脉微而复利，利止亡血也，四逆加人参汤主之。

四逆加人参汤方

甘草二两（炙） 附子一枚（生，去皮，破八片） 干姜一两半 人参一两

上四味，以水三升，煮取一升二合，去滓，分温再服。

385（386）. 霍乱，头痛，发热，身疼痛，热多欲饮水者，五苓散主之；寒多不用水者，理中丸主之。

理中丸方

人参　干姜　甘草（炙）　白术各三两

上四味，捣筛，蜜和为丸，如鸡子黄许大。以沸汤数合，和一丸，研碎，温服之，日三四，夜二服。腹中未热，益至三四丸，然不及汤。汤法：以四物依两数切，用水八升，煮取三升，去滓，温服一升，日三服。若脐上筑者，肾气动也，去术，加桂四两。吐多者，去术，加生姜三两。下多者，还用术。悸者，加茯苓二两。渴欲得水者，加术，足前成四两半。腹中痛者，加人参，足前成四两半。寒者，加干姜，足前成四两半。腹满者，去术，加附子一枚。服汤后，如食顷，饮热粥一升许，微自温，勿发揭衣被。

386（387）. 吐利止，而身痛不休者，当消息和解其外，宜桂枝汤小和之。

387（388）. 吐利汗出，发热恶寒，四肢拘急，手足厥冷者，四逆汤主之。

388（389）. 既吐且利，小便复利，而大汗出，下利清谷，内寒外热，脉微欲绝者，四逆汤主之。

389（390）. 吐已下断，汗出而厥，四肢拘急不解，脉微欲绝者，通脉四逆加猪胆汤主之。

通脉四逆加猪胆汤方

甘草二两（炙） 干姜三两（强人可四两） 附子大者一枚（生，去皮，破八片） 猪胆汁半合

上四味，以水三升，煮取一升二合，去滓，内猪胆汁，分温再服，其脉即来。无猪胆，以羊胆代之。

390（391）. 吐利发汗，脉平，小烦者，以新虚，不胜谷气故也。

辨阴阳易差后劳复病脉证并治

391（392）. 伤寒阴阳易之为病，其人身体重，少气，少腹里急，或引阴中拘挛，热上冲胸，头重不欲举，眼中生花，膝胫拘急者，烧裈散主之。

烧裈散方

妇人中裈近隐处，取烧作灰

上一味，水服方寸匕，日三服，小便即利，阴头微肿，此为愈矣。妇人病，取男子裈烧服。

392（393）. 大病差后劳复者，枳实栀子豉汤主之。

枳实栀子豉汤方

枳实三枚（炙） 栀子十四个（擘） 豉一升（绵裹）

上三味，以清浆水七升，空煮取四升，内枳实、栀子，煮取二升，下豉，更煮五六沸，去滓，温分再服。覆令微似汗。若有宿食者，内大黄如博棋子大五六枚，服之愈。

393（394）. 伤寒差以后，更发热，小柴胡汤主之。脉浮者，以汗解之；脉沉实者，以下解之。

394（395）. 大病差后，从腰以下有水气者，牡蛎泽泻散主之。

牡蛎泽泻散方

牡蛎（熬） 泽泻 蜀漆（暖水洗，去腥） 葶苈子（熬） 商陆根（熬） 海藻（洗，去咸） 栝楼根各等分

上七味，异捣，下筛为散，更于臼中治之，白饮和服方寸匕，日三服。小便利，止后服。

395（396）. 大病差后，喜唾，久不了了，胸上有寒，当以丸药温之，宜理中丸。

396（397）. 伤寒解后，虚羸少气，气逆欲吐，竹叶石

膏汤主之。

竹叶石膏汤方

竹叶二把　石膏一斤　半夏半升（洗）　麦门冬一升（去心）　人参二两　甘草二两（炙）　粳米半升

上七味，以水一斗，煮取六升，去滓，内粳米，煮米熟，汤成去米，温服一升，日三服。

397（398）. 病人脉已解，而日暮微烦，以病新差，人强与谷，脾胃气尚弱，不能消谷，故令微烦，损谷则愈。